陈氏气道手针

主　编　陈元伦

副主编　黄毓仙

中国科学技术出版社

·北京·

图书在版编目（CIP）数据

陈氏气道手针 / 陈元伦主编 . — 北京 : 中国科学技术出版社 , 2021.6（2024.8 重印）
ISBN 978-7-5046-8812-5

Ⅰ . ①陈… Ⅱ . ①陈… Ⅲ . ①手针足针疗法 Ⅳ . ① R245.32

中国版本图书馆 CIP 数据核字 (2020) 第 192263 号

策划编辑	焦健姿　韩　翔
责任编辑	孙　超
装帧设计	佳木水轩
责任印制	徐　飞

出　　版	中国科学技术出版社
发　　行	中国科学技术出版社有限公司
地　　址	北京市海淀区中关村南大街 16 号
邮　　编	100081
发行电话	010-62173865
传　　真	010-62179148
网　　址	http://www.cspbooks.com.cn

开　　本	850mm×1168mm　1/32
字　　数	144 千字
印　　张	7.5
版　　次	2021 年 6 月第 1 版
印　　次	2024 年 8 月第 15 次印刷
印　　刷	北京盛通印刷股份有限公司
书　　号	ISBN 978-7-5046-8812-5 / R・2626
定　　价	39.80 元

（凡购买本社图书，如有缺页、倒页、脱页者，本社销售中心负责调换）

内容提要

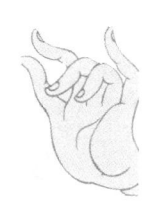

　　陈氏气道手针是在全息手针的基础上引入气道中医理论创立起来的全新手针疗法，具有较为完备的手针理论体系和实践操作规范。

　　陈氏气道手针不循经络，不取穴，不辨证，无病名，易懂易学，针简效宏，往往两三针即可达到立竿见影的效果，既可治疗慢病又可治疗急症，既可治疗颈肩腰腿痛症，又可调治五脏六腑的内科疾病，对百姓常见病、多发病的治疗效果显著，适合广大中医从业人员和中医爱好者阅读参考。

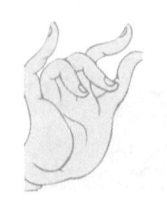

前　言

　　人要有世界观，世界观决定着人的价值取向，也决定着一名医生业务技术的走向。

　　20世纪60年代末，毛泽东主席提出了"把医疗卫生工作的重点放到农村去"的医疗理念，所有医学院的毕业生被分配到医疗设备稀缺的乡镇卫生院，没有化验室、检查仪器，要用中医的"一根针，一把草"为百姓防病治病，我们这些西医院校的毕业生不懂中医怎么办？毛主席又要求"西学中"，我们重新回到中医院校去学中医，学制两年。在毛主席的倡导下全国各县都建起了中医院，办起了卫生学校，为基层培训卫生人才，为基层人民提供医疗服务。

　　我经过两年的"回炉"，回到乡镇医院，如虎生翼、本领大长，院长交给我一个任务，培训"赤脚医生"，我欣然受命。每逢赶集日，全乡各村的"赤脚医生"都来到卫生院，由我教授他们针灸、推拿、刮痧、拔罐。三年下来，从理论到实践，我已是当地有名的"针灸大师"了。

　　我的世界观就是在这一时期形成的，即"一切为了人民的健康"（毛泽东）。我的业务取向也是在这一时期形成的，即坚持"一根针，一把草"精神，"少花钱治大病，不花钱也治病"，千方百计为基层百姓解除疾病痛苦。

世界观建立了，业务技术取向明确了，干起工作就很积极了。我上山采药，刻苦练针，为百姓解决了很多病痛，于是很快就成了深受当地百姓喜爱的好医生，也成为全镇的先进工作者。我以自己为原型与人合编了一部小吕剧（山东地方剧种）《红医颂》，参加全县文艺汇演得了一等奖，因此被提拔为乡镇医院院长，又一步步从县医院到区（市）医院担任副院长，最后到北京丰台区中西结合医院担任院长。

花开花谢，春秋几度。意气风发难再提，当日雄姿剩骨皮。一恍老了，退休了。

从二十九岁到五十九岁，在医院管理岗位上一干就是三十年。三十年来惯看患者欢欣出院，健康重返工作岗位，也惯看人世无常，前门进后门出。死伤离合、大喜大悲的感情戏剧在医院上演得淋漓尽致、生动具体。

人生天地，死生常事，不足为怪。然而可悲的是不该死的死了，不该残的残了，不该切的切了，不该贫的贫了。面对这些可悲之事，我的世界观、价值观起了作用。

一个偶然的机会参加了一次振兴中医大会。会上提出"让中医进万家"的倡议，让我心中为之一振，当年的"一

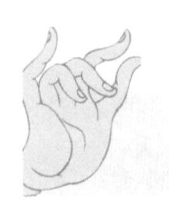

根针，一把草"精神不正是"中医进万家"的具体化吗？退休了欲发挥余热，不是应该重启初心再拾旧梦吗？于是我主动辞掉了院长职务，一头扎进了针灸的故书堆。然而传统的针灸理论奥义太深了，苦攻两年未得新解。正在这时，我接触到了中医博士张伟杰教授的《手针治百痛》，于是我便调整方向改攻中国微针中的一个小品种——手针。

选择手针又是因为"爱"，爱上了这双小手。

为了读懂这双手，我博览群书等身高；为了找到气机的开关，我扎遍了手的掌指阴阳；为了组合针阵，我做了十几本笔记。几度寒暑，几经摸索，突然脑洞大开，一下子开悟了，关于手针的许多"信息"每天不断从脑海里奔涌而来，灵感来了，奇迹出现，一下子全懂了。手是身体的全息胚！

那些笔记已经毫无用处了，不要经络不要穴，不要病名不辨证，只要找到身体的对应部位，只要找到阴阳的气机开关，一切问题都可以应针而解，甚至手到病除。

陈氏气道手针诞生了，一个新的手针门派出现了。它完全符合我原来的理想：简单方便，易学易记，经济安全，实用高效，不需要有深厚的中医基础，不需具有高深的文化水平，不用记繁杂的穴位病名，不用死记硬背套路，人人都能掌握，一听就懂，一学就会，适合基层，适合老百姓，普通疾病扎几针就可解决，纯绿色自然疗法，免去许多吃药输液开刀之苦，"少花钱治大病，不花钱也治病"。这正是我想要的，这就是我的"初心"。天遂人愿，宏愿天成。

陈氏气道手针疗法一出世，便得到基层百姓的广泛好评，也得到有关部门的重视。首都医科大学曾有想法将此针法作为继续教育的培训项目，中国中医科学院两次举办培训班全国招生向基层推广，民族医学会授予我全国疑难病专家委员会委员称号，中国中医药学会信息分会中医中药原创技术研究会将"陈氏气道手针"作为原创技术成果，特邀我出席（北京）中医中药原创研究分会成立大会并选举为该学会副会长。

世间一切事物都是圆运动，从"一根针，一把草"到现代化的大医院，再到"一根针，一把草（艾）"也是圆运动。

历史在这里转了一个圈。正如马克思所说，看似是向旧过程的重复，实际上是在更高层次上的回复，这个大回复从知识技术层面上讲，它可以为中国医药学宝库添上一

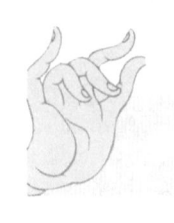

粒珠，为中医文化长河添上一捧水，为传承和弘扬中医传统技法做一份贡献；从心灵心愿层面上讲，它使我的"初心"得以回归，使我的夙愿得以落实。

"一根针，一把草""少花钱治大病，不花钱也治病"这是我的世界观、人生观、价值观，也是一位普通医务工作者的幸福观。

心怀黎民真福报，

未期手针挣大钱。

陈元伦

辛丑年于广东中山

目　录

上篇　理论篇

下篇　实践篇

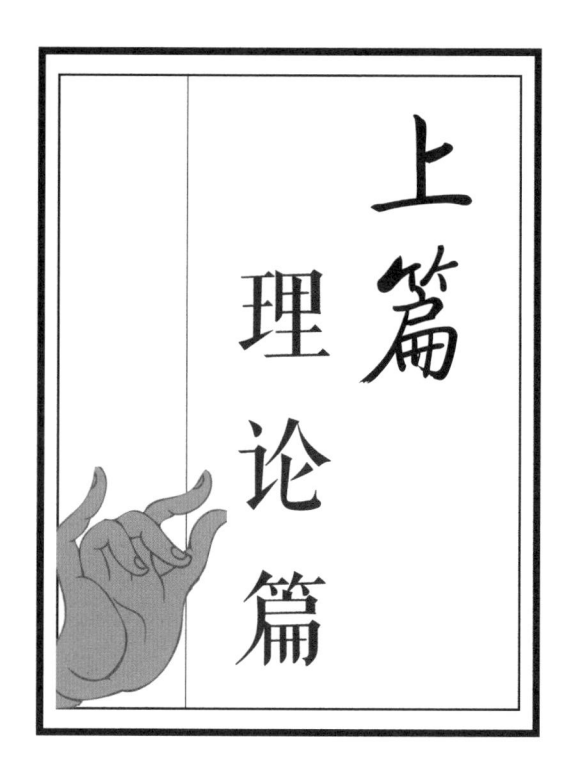

上篇

理论篇

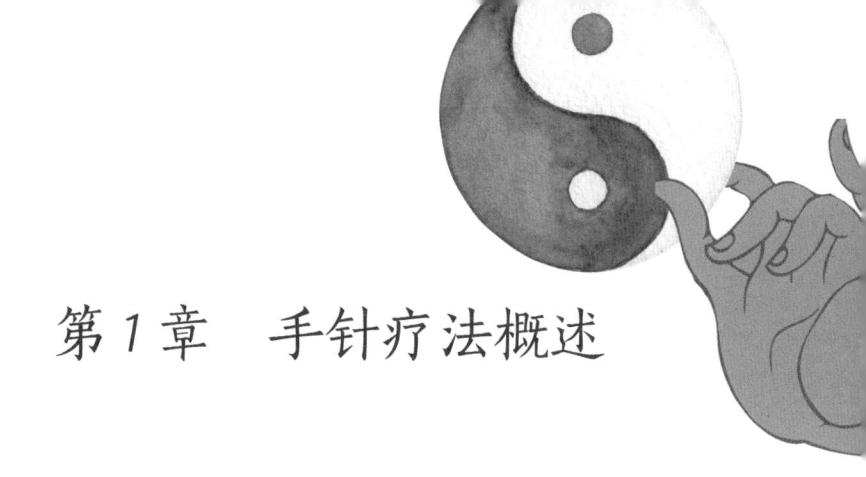

第1章 手针疗法概述

一、基本概念

　　针灸至少应该有两套理论体系支撑：一是经络学说，它支撑的是十二经络针灸疗法（包括任督二脉在内的奇经八脉），俗称体针；二是全息学说，它支撑的是微针疗法。

　　手针作为微针疗法的一种特殊针法，可以定义为，以生物全息论为基础、以手部为载体实施针刺治疗疾病的一种微针疗法。

　　由此可见，手针疗法应有广义和狭义之分。广义的手针疗法应包括所有在手部针刺的治疗过程，如经穴、奇穴、对应点、反应点、灵穴、敏感点等，简称为"手针"。

　　"手针"出现于 20 世纪 70 年代，它是以当时的全新理论——生物全息论为基础，在人体微小部位施针的一种新针法。它基本上脱离了传统十二经络的全新针灸流派。

　　以上梳理在学科体系建构上有一定的理论价值，但在临床实践中完全不用考虑广义狭义、张氏李氏之分。只要疗效好，都可以为我所用。

二、解读手的奥秘

手是手针疗法的载体，施术者必须对这双手有深入的了解。

1. 西医学的手

手由骨髓、肌肉、韧带、筋膜、血管、神经所组成。手骨包括腕骨、掌骨、指骨等共27块。腕骨8块，在腕关节远心端呈两横行排列，每列4块，分别称为舟、月、三角、豌豆、大多角、小多角、头状骨和钩骨。掌骨5块，为小型长骨，上端为底，与腕骨相连，下端为小头，与指骨相接构成掌指关节。手关节包括桡腕关节、腕横关节、腕掌关节、掌指关节及指关节。正是这些关节的屈伸收展即旋转运动保证了手部活动的灵巧性。手部肌肉大约有35块，主要分三组，外侧肌群在掌面拇指侧称大鱼际，内侧肌群在掌面小指侧，称为小鱼际，中间肌群位于手掌中部，包括蚓状肌、骨间肌。手部的骨骼肌肉靠筋膜和韧带相连接。

手的筋膜分深浅两种，深筋膜在手掌深部覆盖掌骨和肌肉，浅筋膜在手背覆盖骨骼肌肉，筋膜在关节处形成韧带。据统计，手部的韧带有123条，外包腱滑液鞘，保证手指屈伸肌的运动。

手部的血管非常丰富，由30多条动脉血管和与其相伴随的双倍的静脉血管，以及数量众多的细小血管构成手部的血液循环网。手上最重要的血管是两个动脉弓——掌浅弓和掌深弓，此两弓保证了手部的血液供应。

手部神经：人的手是身体上最灵敏的器官，有时可以代替眼睛来感知世界。手上的神经丰富，主要有尺神经、桡神经和正中神经，三者均为臂丛神经的分支。因此，有人认为手部穴位可以治疗疾病，主要与手的神经分布有关系。

手部皮肤：手的表面以皮肤覆盖上述组织，手掌手背皮肤有别，手掌面皮肤厚而坚实，含有丰富的皮下脂肪，其表面有许多汗腺开口分泌汗液，指面和掌面有许多皱纹，分别叫指纹和掌纹。五指指尖的指纹具有特异性和唯一性，可用于身份鉴别和遗传研究，其余掌指纹可用于疾病诊断和健康状况判断，这也说明手与人体的关联性和神秘性。与手部皮肤相连的还有指甲，指甲是骨性组织，在临床上也作诊断内容，在手针上往往只作为定位参考，故不赘言。手部皮肤分布着密集的神经网络，用于感知和传递温凉触痛等信息。皮肤是手针施针的直接对象，在手针治疗中具有重要的使用价值。

2. 中医学的手

中医学的主要认识论是整体论。手作为整体的一部分，是通过经络与全身相联络的。

经络是经脉和络脉及其连属部分的总称，它们似网络在人体构成了一个沟通上下内外、联络脏腑肢节，运行气血，抗御外邪，调节体内功能的密闭系统。中医学认为手为四末，是气血输注交汇的地方。手上有六条经络经过，手太阴肺经、手厥阴心包经、手少阴心经，三条阴经由胸走手，分别止于拇指、中指、小指阴面指端；手太阳小肠经、手少阳三焦经、手阳明大肠经，三条阳经由手走头，分别起于小指、环指、示指阳面指端。手作为整体的一部分，通过经络与全身相连。经络里运行的是经气，经气是由营气、卫气、宗气、元气及神气共同组成。营气行于脉中，随经络输布全身，起营养作用；卫气行于脉外，起护卫作用；元气和宗气为经气运行的动力；神气则对经气的运行及各部分的功能活动具有调节作用。通过经气的营养协调，使各部分之间联系更加紧密，功能和谐平衡。

人体十二经络中的六条经过手部，经络上又有腧穴，腧穴是脏腑之气流注于体表的聚集点，是传输运送气血的孔道。手部六条经脉有腧穴30多个，经外奇穴50多个，以及董氏奇穴40多个（不包括反应点、对应点和敏感点），这些腧穴、奇穴、新穴都与手部经脉、奇经八脉、十二经络、十二经筋、十二皮部有关。手部三条阴经和三条阳经的原穴，井、荥、输、经、合穴，络穴、郄穴、八脉交会穴54个穴位几乎都在手或前臂上（我们的手针包括前臂）（图1-1、图1-2）。《灵枢·动输》云："夫四末阴阳之会也者，此气之大络也。"

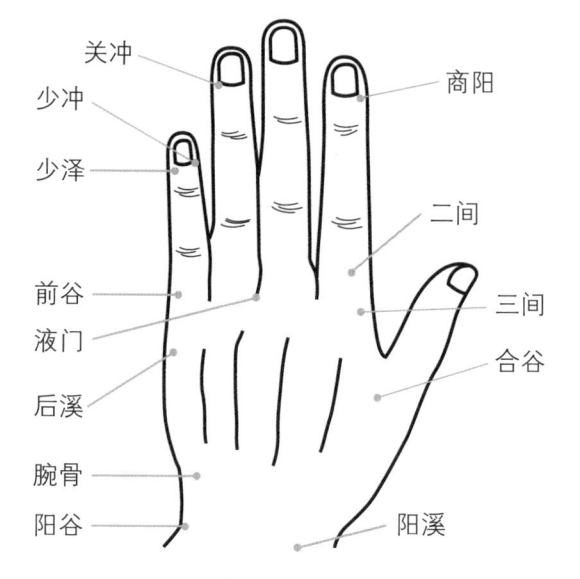

图 1-1　传统经络手部穴位（左手背面）

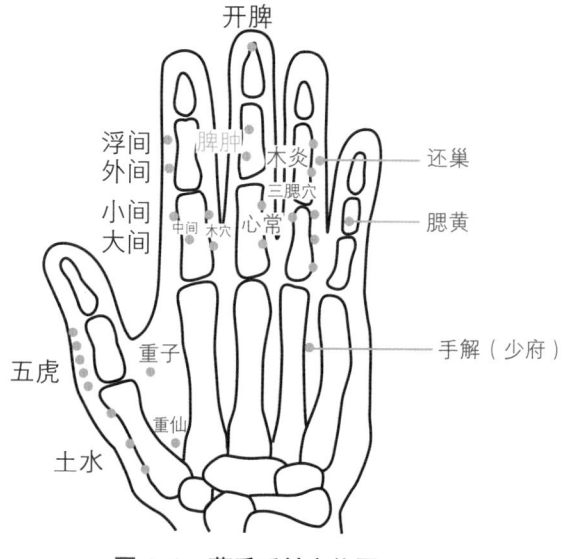

图 1-2　董氏手针穴位图

手为四末，是气血输注交汇的地方，阴阳的交汇、表里的沟通、经脉的聚集、五输的分布、大都在四末。手作为人体的重要部位，靠经脉流畅而联系脏腑四肢，靠气血充盈而生命旺盛，所以针刺手部穴位或特定部位就可以调节整体或局部的功能状态，达到治疗疾病的目的。

3. 全息论的手

全息论与中医学整体观念一致，认为人是一个统一的有机整体，在生理上互相联系，在病理上相互影响，人体某一部分发生的病变可以导致整个肌体阴阳平衡的失调。这种关联里存在着一个铁的定律：生物体中的部分与整体之间存在着对应性，存在着惊人的相似性。"自然界中每一个小的局部都有包含它在内的整体的全部信息"，这就是生物全息律。手是人体的一部分，手上必然存在着人体的全部信息。人有五个手指，恰好对应人体的五个分支，所以手可视为人体的缩小版，耳朵的外形恰似胎儿在母腹中之状，可视为缩小的人形，耳同样也反映全身的信息。

有学者通过对手第二掌骨的深入研究，发现手上任何一个相对独立的节肢都是整体的全息体。如尺桡骨节肢、各掌骨节肢以及各指骨节肢都是一个全息体，而且有着这样的规律：肢节的远心端都对应着头，肢节的近心端都对应着足，各肢节上的穴位分布都遵循着由头到足的规律和等距离分配的比例，即头穴和足穴连线的中点是胃穴，头穴和胃穴连线的中点为肺穴，肺穴和头穴连线分为三等份，从头穴端算起中间的两个点依次是颈穴和上肢穴。胃穴与足穴的连线分为六等份，从胃端算起中间的五个点依次是十二指肠穴、肾穴、腰穴、下腹穴和腿穴（图1-3）。部分与部分之间还可以进一步详细地划分，整体可以划分为无数个部分，从而肢节上对应着的穴位也是无数的。他描述，人的手上存在着28个全息体，每个全息体都像是整个

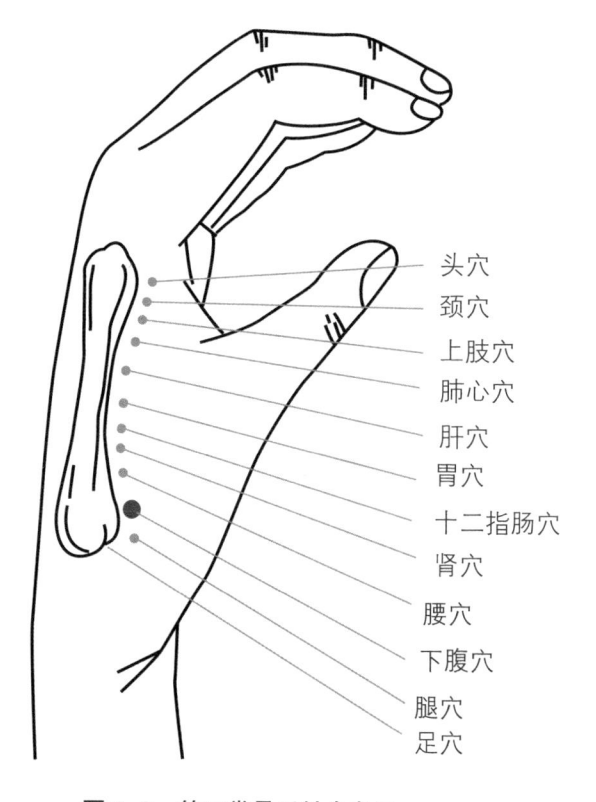

头穴

颈穴

上肢穴

肺心穴

肝穴

胃穴

十二指肠穴

肾穴

腰穴

下腹穴

腿穴

足穴

图1-3　第二掌骨手针全息图

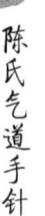

人的缩影，每个全息体上都排列着与人体相对应的若干个位点，这样算下来，人的手上到底应该有多少个穴位，恐怕无人可以统计出来。为了临床使用方便或易记，可以不必去做这么细微的对应，我们只把手作为一个局部器官，在手上找人体的对应位、反射位就可以了。人体反映在手上的区域与耳穴的分布有相似之处，靠近手指指掌关节的大部分都是人体的上部，脾胃居于手掌的中间部分，肾、膀胱、生殖器官居于手掌的下部，心肺靠近手掌的桡侧，肝胆靠近手掌的尺侧，基本上是以上应上、以下应下。这样，在相对应的区域针刺就可以达到"以手治病"的理想效果。

4.道家学派的手

中国古代道家文化认为，手是身体与外界沟通的桥梁，也是我们体内能量和外界能量沟通的桥梁。手通过皮肉筋骨与肢体相连，通过经络气血和五脏六腑相连，又通过能量的渠道与外界沟通。正如《黄帝阴符经》上所说："宇宙在乎手，万物生乎身。"

所以，中医学根据手的气色形态纹理可以看出五脏六腑四肢百骸各种能量变化在手上留下的印记（手诊），与此相对应，身体各部位的病变也可以通过在手上针刺（手针）发挥平衡阴阳、调理气血、祛病强身的作用。

如此说来，解读这双手就可以解读人体的密码，找到人体健康的钥匙。

三、手针疗法的创立发展

手针疗法的创立是众多同道者数十年的共同实践、共同研究的成果，是一个从萌芽、不完善到逐渐完善的过程。手针疗法最早是从体针中独立出来的，其诞生初期必然具备体针的一些本质特征，其中最主要的就是经络。

真正完成手针全息对应体系的是任之堂主人余浩老师，他说："屈对屈，伸对伸，中心对中心，两侧对两边，男取左，女取右，左右均可代全身，首指为躯干，四肢旁边寻，示指中指走上肢，无名小指走下边。"他以大拇指对应躯干，以示指、中指对应双上肢，环指、小指对应双下肢。这是一幅非常形象具体的全息对应图，但在临床实践中使用又有过于简单之嫌。

生物全息论提出世界无处不全息，人体无处不全息。而现实中，一些手针医师往往使用多套手针全息胚。手上存在着多套全息对应系统。简者愈减，繁者愈繁。一段时期内手针疗法领域出现了令人迷茫、无法适从的局面。

为了能使手针疗法规范化、条理化、简明化、实用化，陈氏对手针各派理论进行了梳理归纳，繁简结合，并在理论和实践中加以创新，创造了陈氏气道手针疗法。

四、手针疗法的创新提高

陈氏气道手针疗法是笔者在总结前人经验的基础上创立出来的一套新的手针疗法。笔者系中西结合医，当年在基层医院工作期间，已在临床中使用耳针、手针等中医微针疗法并潜心研究，退休后研究不辍，荟萃众长，对前人的经验进行整理提高。笔者十年求索苦研，大有突破，在全息手针理论的基础上又独创了以中医圆运动理论为基础，以调理气机大循环为中心思想的全息气道手针疗法。

陈氏气道手针疗法的学术特点如下。

第一，将生物全息论对应在手上加以具体化和模块化，创造了手针全息对应的身体模块，即"两面、四块、三区、六段"（详见第4章）。这种对应方法简单明了，易学、易记、易普及。不论什么病症，只要找准对应部位进行针刺治疗即可，使手针疗法成为人人都可学会的中医技法。

第二，在采用道家针法的基础上，又吸收了董氏手针的一些针法，组成了独针、倒马针、回环针、拉弓射箭、红缨三针、鼎三针、循阳针、两鼎围刺八个固定针阵。模块套针阵等同于词牌套曲牌，一听就懂，一学就会，方便医者施术。

第三，将手模提炼成4套躯干系统，每一套躯干系统都是一个"小人"对应整个人体。4套躯干系统可独立使用，也可搭配使用，体现了手针疗法的易明性和实用性。

第四，有独特的理论体系，指出手针不仅仅是全息学说，更重要的是气机学说。为手针走向独立学科奠定了理论基础。

第五，有详细的手针操作规程，使手针操作流程化、规范化。

第六，把中医圆运动理论引入手针疗法。中医的核心理论是气，气分布于五脏六腑的，五脏六腑的气是呈圆运动状态存在的。躯体中有许多圆运动的环，如道家的任督二脉、佛家的中脉、印度瑜伽的左脉和右脉，都是圆运动的阴阳循环状态。只要保持这种循环状态正常运行，肌体就无病、身体就健康。手是身的全息体，那么在手上任何部位布上一个阴阳鱼针阵即可拨动全身的气机大循环。

陈氏手针疗法开发了六柱互透、阴阳颠倒、乾坤回环等多组阴阳太极针阵。手针的全息对应针法和阴阳太极针法做到了"局部整体巧搭配"，扩大了手针治疗的范围，不仅可以治疗颈肩腰腿等外科疾病，也可治疗五脏六腑的内科病；不仅可以治疗各种常见病，而且可以调治疑难病、亚健康。这些针阵的开发令手针疗法的效果大大提高。并且，在这一过程中积累了大量的临床案例，以治疗前后的舌苔变化作为疗效比较，使疗效当场就能得到验证。

陈氏手针疗法简化了全息针法，强化了治气理念，治疗的重点是在手上制造气机大循环的太极圈。手针疗法由以"头痛扎头，脚痛扎脚"的"治形"层面升华到调动气机运转的"治气"层面，并有意识地强调向"治神"的层面深入。本法的显著特点是操作简单、易学易记、针简效宏，立竿见影。陈氏手针疗法适合于基层一线医护人员学习和应用，有利于普及传承中医传统技法。

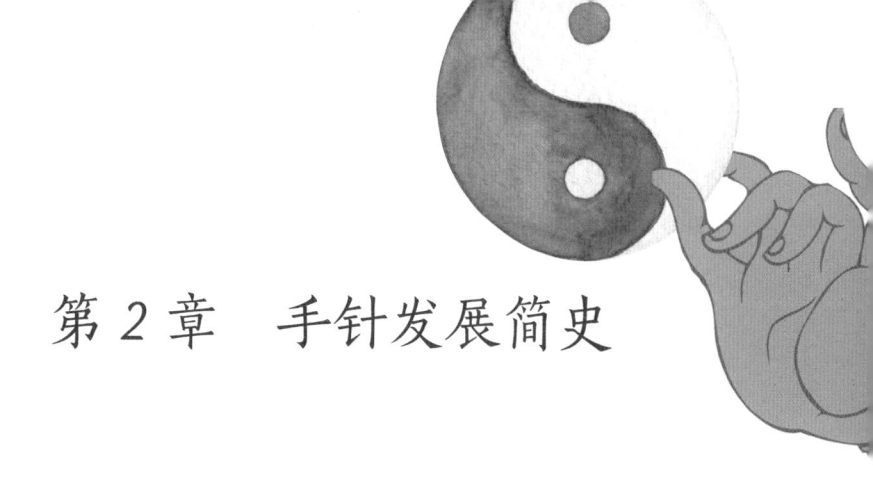

第2章　手针发展简史

　　手针疗法真正成为我国针灸医学的一个独立体系，也就是近三四年的事。如果从它脱离体针的萌芽算起，也不过三十几年的光景。但若追根溯源，探寻我国针灸医学的发展源头，它的出现应该比当今占主要地位的体针，即以十二经络为主体的针灸医学还要早，已经有三千年的历史。

　　只要提到手针，一般书本上开宗明义第一句话便是："手针疗法是针灸学的重要组成部分。"这句话没有错，但并不完善，它没有体现出手针在整个中医针灸体系中的重要地位和作用。通常，人们认为手针与体针只是从属关系，手针是可有可无的附属品。还有人说："手针疗法作为中华民族瑰宝——针灸疗法的一个分支，脱胎于中医学。"其实不然，笔者通过研究认为，手针与体针（即传统十二经络针灸）是母→子→母的生养关系。

　　这样，关于手针发展简史就出现了下面的"三段论"：三千年、三十年、三五年。

一、三千年

作为中华民族瑰宝的针灸疗法，同中医学的发展一样，有着几千年的辉煌历史。据文献记载，针灸疗法起源于新石器时代之前。

大英博物馆的"中国馆"展厅里，有四个橱柜摆放着50多种砭针（石针）和骨针。这些都是八国联军从中国掠去的宝物。这些砭针中，有的是敲制粗糙的原石，有的已经是很规整的圆锥器具了，虽不能作针刺用，但用作点穴止痛已是很锋利了。砭石是经打造磨制成锥形或楔形的小石块，是最原始的针刺工具。《说文解字》解释："砭，以石刺病也。"它出现于距今四千年或一万年前的旧石器时代。

时间往后推移，应该是伏羲"尝草制砼"的传说了。砼石就是混凝土，用土制作锥形体晒干以代砭石之用。随后，又出现了陶器针具、骨器针具的使用。到了商周时代，金属的针具已经应用于临床，《黄帝内经》中记载了黄帝制九针，说明那时的针具已经很完备。

综上所述，我们不难发现针灸疗法是随着人类的劳动生产活动和社会生产的发展逐步发展起来的。人类在生活和生产过程中，双手发挥了重要作用。这个经常被使用的器官难免受到伤害，一旦受冻受伤、伤筋动骨，人们就用树枝、树棒、砭石、火熨来修复创伤，也就在这时针和灸的雏形出现了。

人类在与疾病做斗争的过程中，经历了从无意识到有意识、从偶然到必然、从不自觉到自觉的过程。在盲目的、无自觉地灸熨和点按手的某些部位的过程中，人们慢慢发现身上有很多敏感点，刺击这些敏感点可以达到治疗手部疾病和全身疾病的作用。如刺击大拇指甲根部可以治咽喉痛，就发现了老商、中商、少商穴；刺击虎口可以治牙痛、面麻，就发现了合谷穴；刺击十指尖可以治癫狂、厥猝等，就发现了十指尖穴（十宣）。这就是手针的雏形。

按常理推测，人们一定是先发现了手部的穴位后才发现了体穴，诸多的体穴连接起来，经络才慢慢地出现，以经络为载体的体穴针灸随之诞生。

1972年，湖南长沙马王堆汉墓出土的帛书《足臂十一脉灸经》是公认的早于《黄帝内经》的医学著作，其中虽只谈灸未谈针，但却是现存最早的经络学著作。它已明确表明，十一经脉是以足和臂（手）来命名经络走向的。马王堆汉墓帛书成书于春秋战国早期，它所记载的足臂十一脉灸经中有六条起于手臂，即臂太阴、臂少阴、臂厥阴、臂太阳、臂少阳、臂阳明。

到《黄帝内经》时期，以十二经络为体系的针灸疗法才日趋完善。其中记载的人体穴位共135个，手部和足部穴位70个，约占一半。晋代皇甫谧的《针灸甲乙经》、唐代孙思邈的《千金备急要方》记载了30多个手部穴位，至今仍在运用。明代杨继洲在《针灸大成》中记载了经外奇穴 35 个有一半在手足部。直到清代李学川撰写的《针灸逢源》中，躯干部位的经穴才完全确定下来，而且记载了手三阴、手三阳上起止的井、荥、输、经、合、原穴、络穴、郄穴、八脉交会穴共 54 个，全部在下臂和手上。

以上这些事例说明，手部针法应该是成熟最早、使用最广泛的针法，它是十二经针的源头，是传统体针的母体，先有了手针才有了体针。三千年完成了从手针到体针的过渡，从局部针法到整体针法的飞跃。

二、三十年

20 世纪 50 年代，毛泽东同志在《卫生部党组关于西医学中医离职班情况成绩和经验给中央的报告》上做出重要批示，指出："中国医药学是一个伟大的宝库，应当努力发掘，加以提高"。20 世纪 60 年代末，毛泽东同志提出"六·二六指示"，号召"把医疗卫生工作的重点放到农村去"，提倡用"一根针一把草为百姓解除疾病痛苦"。在这种背景下，蛰伏不前的中医学得以振兴，针灸疗法也随之活跃起来。享誉世界的针刺麻醉就是在这个时期兴盛起来的。

从 20 世纪 70 年代开始，诸多同道者在振兴针灸疗法的同时又开发了耳针、头针、脊针、面针、脐针等一系列微针疗法。手针疗法也是在这个时候开始萌发成长起来的。这次手针的出现不是在体针基础上的大量使用，而是逐步以一个独立的身份从体针上脱离出来，探索自己的体系和范式。其代表人物有无锡医生朱振华、西安中医院医生方云鹏。

朱振华是这个时代最早研究手针疗法的人，他的著作《手针新疗法》（人民军医出版社，1990年4月第1版），虽然是只有85千字的小册子，但我却认为有里程碑式的价值。他在前言中说："六十年代初，根据临床的实际需要，促使我学习研究针灸，谁想到，一进入这个新的领域，使我产生了浓厚的兴趣，希望能创出前所未有的针灸学。查遍资料，'手针'最有希望突破。我想，只要用仪器在手上测出新穴位，从而在活的肌体上实践，加以验证，就可以进一步探讨新的理论。"

他用一个万能表，在自己手上测量，电阻低的地方是穴位。几年下来他在手掌手背上找到了159个穴位，而且找到了六条线，这些穴位大多呈线性排列，有的直接与手的三阴经、三阳经重叠。他在这些穴位上针刺治病，收到了很好的效果。经过二十多年的研究，他的《手针新疗法》出版了。这是我现在能查到的近现代的第一本手针专著。

这个时期与朱振华同时起步的还有方云鹏医生，他在完成了"头皮针"的发明总结以后，又相继推出了"手象针"

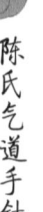

和"足象针"。他的著作《手象针与足象针》于1994年4月由陕西科技出版社出版，也是一本小册子，仅40千字。他的儿子方本正在这本书的前言中写道："手象针"与"足象针"是先父方云鹏在完成"头皮针"的发明总结之后，又相继推出的一种针灸新疗法。它以传统经络学说为基础，胚胎发育学理论为指导思想，又吸收了人体全息理论的新观点，在长期临床实践中，不断探索，逐步发展总结出来的。主要是经类比推理，并配合临床证实而确认的科学发现，即在手上找到人体缩影的特定部位，或人体的经络脏象系统的缩影部位施针用以治疗全身疾病的新型微型针灸疗法。

到这两本小册子的问世为止，手针的全息胚胎、人体缩影的基础理论都已被提出。再后来是2000年由上海科技出版社出版，陈德成、张民庆主编的《手足针灸疗法》，以及2005年由科技文献出版社出版，王富春、高颖主编的《中国手针疗法》的问世，这两本书基本上是当时手针集大成类的著作，是对朱振华、方云鹏手针疗法的介绍和总结（图2-1）。

我们不应该忘记这些先贤，是他们逐步把手针疗法从传统十二经络针灸疗法（体针）中独立出来。但是这个阶段，手针的共同特点是过于复杂、难于记忆。

朱氏的手针新疗法发明了许多手部穴位，除原有的十二经络和手上穴位31个、经外奇穴19个，新增的手上穴位 109 个，共计 159 个穴位，不容易学习和记忆。

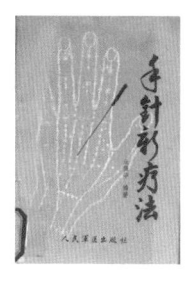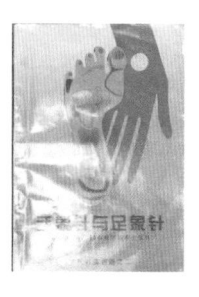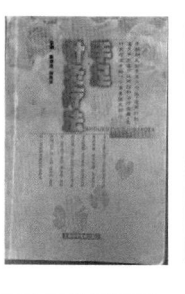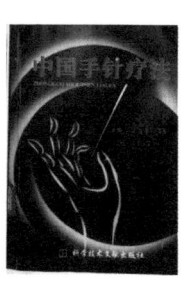

图 2-1　手诊疗法的相关出版物

　　方云鹏的手象针更加复杂，该疗法认为手上存在四个人体缩影、反应区。这四个人体缩影是分别排列和相互重叠于手的不同部位。在分布特点上，均具有这样的规律：代表人体屈面的刺激点都分布在手的掌侧面；而代表人体伸面的刺激点则分布在手的背侧面。手象针分为手伏象、手伏脏，手倒象、手倒脏，桡倒象、桡倒脏，尺倒象、尺倒脏共六个部分。再加上横向排列的藏象，就变成了八个缩影，每个手指的阴阳两面又分别有一条中分线。左手各手指的中分线左侧代表身体的左半身，左手各手指的中分线右侧代表身体的右半身；右手各手指中分线的左侧代表左半身，右手各手指的中分线右侧代表右半身，在各脏象区又分布着若干刺击点。在临床使用中各脏各象可交互选取，搭配运用。总之，手象针法相当复杂，在临床使用中必须有书本在侧才好操作。

　　由于新手针疗法的穴位太多，脏象投影过于复杂（图 2-2），

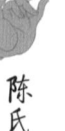

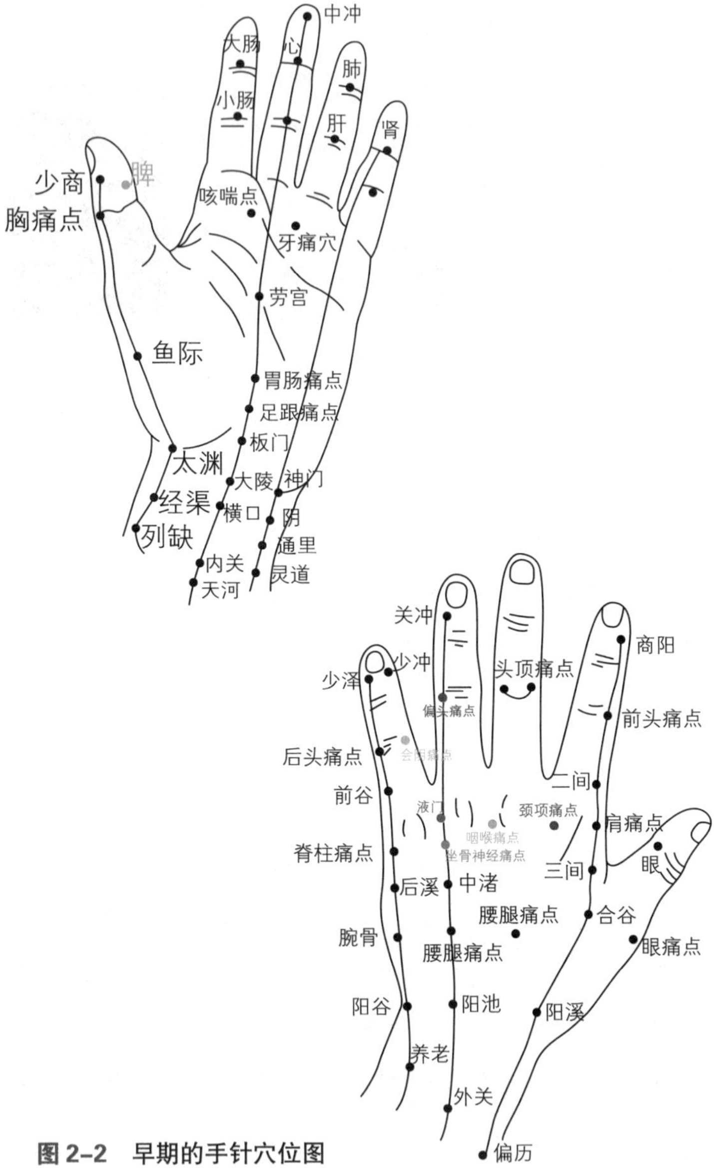

陈氏气道手针

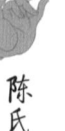

图中穴位标注：

手掌图：
少商　脾　中冲
胸痛点　大肠　心　肺
小肠　肝　肾
咳喘点　牙痛穴
劳宫
鱼际　胃肠痛点
足跟痛点
太渊　板门
大陵　神门
经渠　横口　阴
列缺　通里
内关　灵道
天河

手背图：
关冲
少冲　头顶痛点　商阳
少泽　偏头痛点　前头痛点
后头痛点　会顶痛点
前谷　液门　二间
颈项痛点　肩痛点
脊柱痛点　咽喉痛点
坐骨神经痛点　三间　眼
后溪　中渚
腰腿痛点　合谷
腕骨　腰腿痛点　眼痛点
阳谷　阳池　阳溪
养老
外关
偏历

图 2-2　早期的手针穴位图

给学习者带来一定困难，既不方便使用又不易推广。所以，手针疗法在这三十多年中没有得到很好的发展与普及。

三、三五年

2016 年又是手针疗法发展的一个新时期，襄樊任之堂主人余浩老师出版了新书《阴阳九针》（中国中医药出版社，2016 年 4 月 10 日）。余浩老师在自序中写道：他在足底按摩老师的启发下开始在手上探索治病的思路，从而发明创造了"飞龙在天""导龙入海""通天彻地""海生明月""春风拂柳""秋风扫叶"等九种针法。又以大拇指为头和躯干，以示指、中指为上肢，以环指、小指为下肢，在手上找出与人体各部对应关系，施用九种针法。

余浩老师应用的就是典型的全息对应，即手和人体的全息对应。而且在这本书里，全息的概念、气的概念、阴阳循环的概念也都被逐步提出来，这是真正意义上全息手针时代的开始。任之堂在全国各地建设基地大力推行阴阳九针，使手针疗法迅速普及。

此后的 2016 年至 2018 年，又有一些手针老师在网络或地面开班培训各种所谓道家或家传的手针疗法。一时间，手针疗法成为热门，在全国得到迅速推广。这些培训机构推广的大多是纯粹的全息手针，都属于"无经无穴"，也都谈到了调节阴阳。这是手针疗法上的一大进步。

但任何新生事物都不可能十全十美，初创阶段难免有些不足。有的为增加技术含量或神秘感特别强调脉诊和辨证，要求每个学员都要学寸口脉学，这就无形地给手针疗法的推广增加了难度。有的只是教授学员几个固定的套路，虽然也都谈到了阴阳循环、通气调气，但是给人的总体感觉只是一些实用技法的传授推广，而缺乏中医学知识的铺垫和理论体系的建构。有的在解读手针的气机理念及气机在手上的循环路径等问题时，也总感觉思路不清晰，讲解得不够透彻，具体循环路径的开发也不够到位，更不能使学习者思路大开，举一反三。

正是在这个时候，陈氏气道手针出现了。任何发明创造都是在继承前人成果的基础上进行的。笔者近年来在认真研读各位大师的著作、视频资料后，博采众长，去奥就简，认真研究，深入开拓，归纳总结整理了一套系统的手针理论，并在实践中有所创新。其主要特点是使手针疗法由单纯的全息对应层面发展到了调气调神的层面。是这一时期手针疗法的总汇也是个人理论的创新，其新颖独到之处可以概括为以下几方面。

陈氏气道手针提出了三个境界，即治形、治气、治神的理论构思，并逐渐在实践中按这三个层面进行开拓。

手针的基础理论是全息对应，这基本上属于治形。在治形的层面，陈氏主要做了以下几方面：一是删繁就简把手模简化为四套躯干系统；二是把身体划分为"两面、四块、三区、六段"的模块，使身手对应变得简单明了；三是把针法简化为八种针阵，手模套针阵，一学就会，一用就灵。

陈氏手针的主要特点在于第二个层面。陈氏手针与以往全息手针不同的是，更加强调气的概念，注重在手上调整人体气机，制造阴阳大循环。《黄帝内经》说："用针之类，在于调气。"陈氏手针更加强调"气"，主张"以气为治，以通为治"。

陈氏手针口诀强调"整体局部巧搭配"。在局部上用针，为气修道，祛邪扶正；在整体上，就是要造成一个阴阳鱼，制造一个大周天，让全身的气机或脏腑的气机循环起来。陈氏将清朝御医黄元御和清末民初中医学家彭子益的中医圆运动理论引入手针疗法，强调治疗上重在调整整体气机和脏腑的气机，拨动气机的太极圈，气机动起来，气血循环开来，一切疾病就解除了。这就是《黄帝内经》所讲的"气足气通，百病不生"。笔者反复强调：针灸到底是干什么的？是调气的。"气行则血行，气滞则血瘀，气绝则身亡。"陈氏在手上开发了多个圆运动的气机循环路径，特别重用六柱穴位，施针者在手上的六个点作上下左右对刺，可以调三焦、调躯体，造成多个气机周天，造成强大的气场，可以大大加强手针的效果。这就是陈氏手针与众家手针的大不同之处。笔者认为，原来的"陈氏手针疗法"的冠名不足以突出其特色，它应该被命名为"陈氏气道手针"。

手针的最终目标是治气，手针的最高境界是治神。治气的核心是调动全身的气机周流不息的大循环；治神的核心是修持医者、患者、宇宙三者天人相应。

钩沉求索，归纳梳理，我们可以总结出手针疗法的发展经历了这样一个过程：先有手针，再有以十二经络为主导的体针，又回到手针。手针在先，体针在后，手针是体针之母，体针是手针之子。子壮之后，母又独居，手针与体针之间是生生养养的关系。以往人们一提到手针就说："手针是体针的一部分，手针是以体针为基础的微型针灸。"这种说法并未肯定手针的历史地位。

本章将手针历史分为三千年、三十年、三四年三个阶段来回顾，就是要说明这样一个问题：任何事物的发展都是圆运动，历史在这里也是转了个圈。

手针→体针→手针，看似是个重复，实际上是向更高层次的升华，是一种飞跃。现今，手针已经基本上完全从体针上独立出来，它有着自己独特的理论体系，有着独特的操作要领。经过众多爱好者的共同努力，手针疗法必将作为一门独立的技法，在中医学的伟大宝库中占有一席之地。

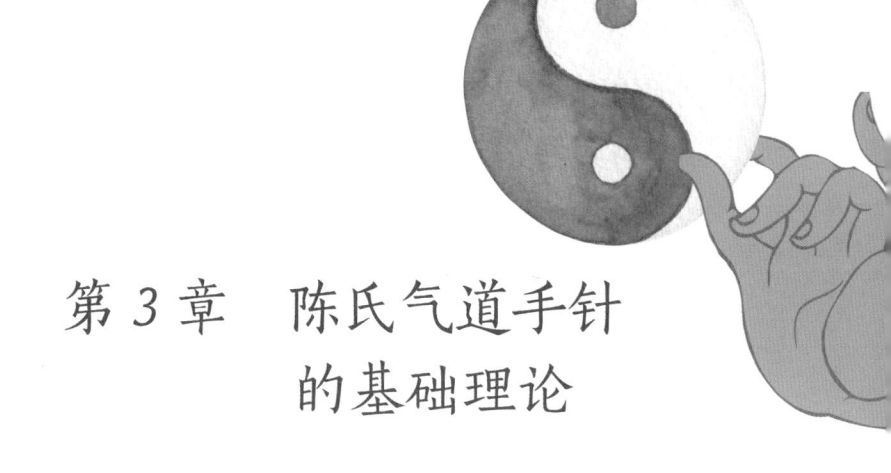

第3章 陈氏气道手针的基础理论

任何一门独立的技法都有其独特的理论，陈氏气道手针主要有如下理论基石。

一、生物全息论

手是人体最好的全息胚，人体的四肢百骸在手部都有对应。每个生物体的每项具体生命功能又是相对独立的局部（又称全息胚），包括了整体的全部信息。在一定程度上，全息胚可以说是整体的缩影，如身体上肢的肱骨（上臂骨）、尺骨、桡骨、五块掌骨、指骨和下肢的股骨、腓骨、足都是全息胚，都是人体的一个缩影。

在这些全息胚上，医者既可以按压诊病又可以针刺治病。现代手针诊疗技术就是在这种全息理论的基础上开发出来的。

二、气机理论

人体的气首先来自于先天，中医学称之为"炁"，"炁"藏于肾中，为全身供给能量，所以说"肾为先天之本"。为了防止过度消耗，脾胃消化吸收的五谷之气也能为全身供给能量，中医学称之为"氣"，谓"脾胃是后天之本"。造气的工作一天都不能停止。气不仅是供给热量的热能；气还是动能，人体依靠它来推动血液的运行。

脾胃坐镇中州，脾升胃降，这是第一个圆。中医学讲"肝随脾升，胆随胃降"，第一个圆即脾胃这个圆转起来，第二个圆——"肝升胆降"也就转起来了。胃气不降，胆气也降不下来，会出现呃逆、恶心、呕吐，即"胆胃上逆"。胆气不降，肝气也只升不降，就造成肝火旺，肝胆气郁，肝火上逆。肝胆外面还有第三个圆——"肾升心降"，"肝升胆降"这个圆转不起来，肝火上攻，又引起心火旺，肾水不能上济心火，叫心肾不交，出现口渴眼红、口舌生疮、烦躁失眠等症状。肺位于最上，属金，如华盖，它的功能是肃降，如同锅盖，肾气升腾起来的水蒸气遇到金属的锅盖变成雾露润泽全身。脾气不降，肝气不降，心火不降，易伤肺金，就出现口干舌燥、燥热咳嗽等症状。上焦一片火热，肺主肃降的功能被破坏，气机不转，升降停止，三焦紊乱。由此可见，三焦是人体气机的总枢轴。人体的气机循环特点如图 3-1 所示。

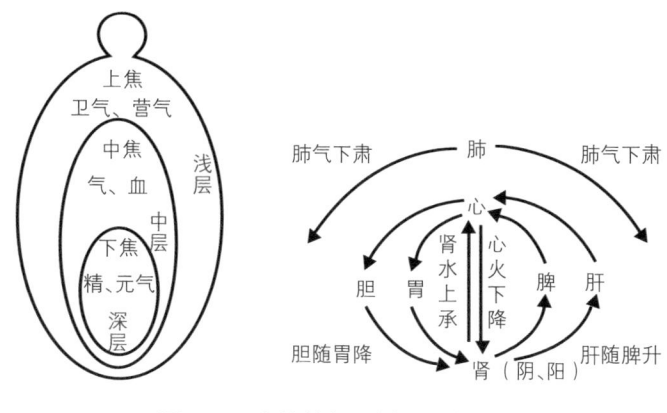

图 3-1　人体的气机循环特点

　　笔者在继承古代中医针灸这些理念的基础上，又把中医学的"圆运动"理论引入手针疗法。重点强调调节气机循环，具体方法分为以下三个方面。

　　第一，于局部而言，在关节的对应部位施以针法为气修路，补阳气、祛邪气，增加气的气化功能，活血化瘀，祛邪扶正。

　　第二，于整体而言，在手上的相应部位制造大周天、小周天，制造气机循环。人体一切疾病都是这个圆的运转失常，是升降旋转的过程被破坏。我们用针拨动调畅气机，使这个圆重新启动起来，人体就恢复了生机和活力，这就是针刺的上上心法。

　　局部问题对应刺，整体问题做太极。局部整体巧搭配，一气周流百病除。这样，局部"以通为治"，整体"以调为治"，全身"以气为治"的陈氏手针理念就形成了。

三、待探讨理论

1. 混沌理论（蝴蝶效应）

蝴蝶效应的存在需要具备两个条件，不可预测性和对初始条件的极端敏感性。只要存在这2个条件，在看似无序的混沌系统中，局部一个微小波动就可以产生巨大的反应，这一理论又称为"混沌理论"。近年来，混沌理论被引入生物学领域。陈氏大胆地设想，手针是否恰好是这种蝴蝶效应的结果，希望感兴趣的朋友一起探讨。

2. 骨膜传导理论

陈氏发现，手针刺法如果没有做到贴骨、抵骨，疗效会大打折扣。而头针也强调贴骨进针。近年来，西方科学家发现骨膜分布有丰富的神经末梢，是一个庞大的传导系统，像一张大网联通了全身所有部位。刺激骨膜可以引起神经反射以及相应的肌体反应，产生诸如物质代谢、能量转换、信息传递等作用。骨膜系统上有广泛的"膜离子通道"。

中医学也有这样的理论，认为骨是藏阳气的地方，提倡"击骨升阳"。

3. 开关功能理论

陈氏猜测，体表存在很多开关，与人体各部分的枢纽相连接。有如墙壁上的开关控制电灯的功能。"启动"手上的"功能键"，身体就按照相应的程序运转。例如，脾胃的运化功能出现了问题，可以通过刺激手上的相应位置进行调节。

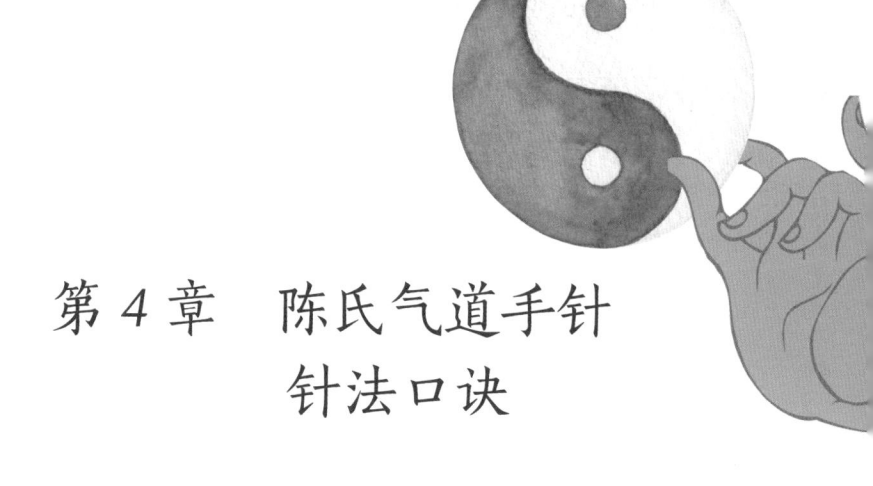

第4章 陈氏气道手针针法口诀

部位对应很重要，
针尖指向是病灶。
整体局部巧搭配，
贴骨进针要疗效。
无经无穴不辨证，
针法心法有奥妙。

第一句，"部位对应很重要"。我们将身体按模块分为"两面、四块、三区和六段"。两面，即腹面背面，屈面伸面，阴面阳面；四块，即头颈为一块，双上肢为一块，躯干胸腹为一块，双下肢为一块；六段：即上肢，包括上臂、前臂、手；下肢，包括大腿、小腿、足。胸腹部由上而下又分成三等份，分别对应上焦、中焦、下焦。按照这样以积木式板块堆叠起的图形恰似一个"大"字，这就是躯体模块（图4-1）。然后按照这个图形在手上找对应关系，就是手针模块（图4-2）。

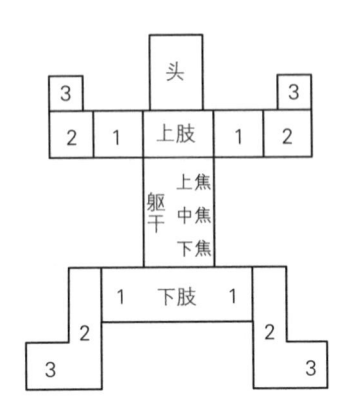

图 4-1　身体模块区分图

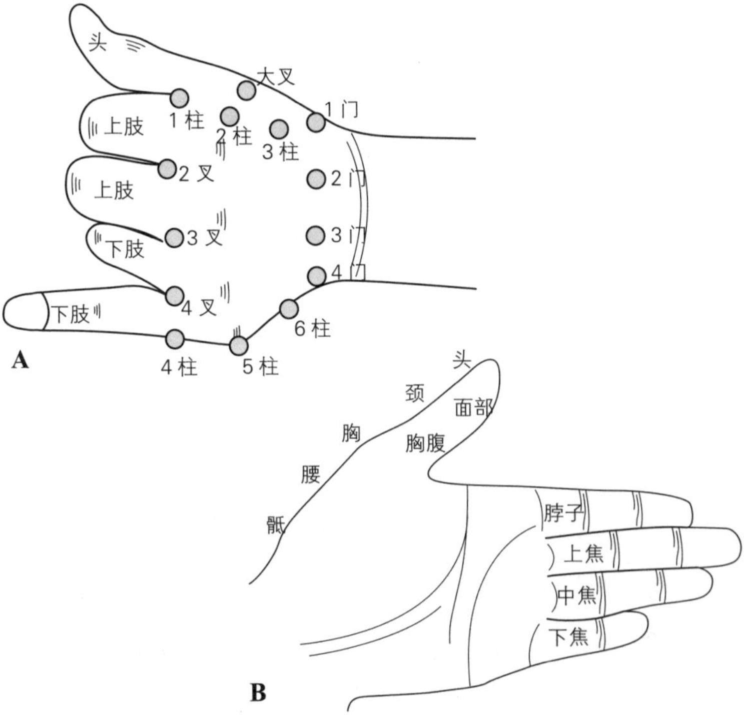

图 4-2　陈氏手针阳面（A）与阴面（B）

为了方便使用，我们在手上开发提炼出4套躯干系统的模块，每一套中都有头、颈、肩、胸、腰、骶（手阳面），有上、中、下三焦（手阴面）。四套模块可以单独使用，也可以搭配使用，或交替使用。只要在任一系统模块中找到身体疾病的对应关系，都能进行有效的治疗。虽然陈氏的4套躯干模块可以变换使用，但四肢对应是永远不变的。

手指向上，手心向外，右手的示指、中指分别代表左右上肢，环指、小指分别代表左右下肢；左手的示指、中指分别代表右左上肢，环指、小指分别代表右左下肢。上肢、下肢找到了，由掌指关节向指尖依次是上臂、前臂、手，大腿、小腿、足，这些对应关系就找出来了。上下肢的前后、内外四个面也找出来了。

找到了对应关系，治病的方案就出来了。我们不讲病名，不问什么病，只问是哪个部位的病，是哪个部位出了问题。身体的哪个部位出了问题就在手上找准对应关系，套用我们下篇的8种针法就可以了。

例如乳腺问题，我们不管它是乳腺炎、乳腺增生、乳汁不下……只要知道乳房属于上焦，我们把中指第一节掌面设计为上焦，左手为左乳，右手为右乳。再用象限划分明确乳房病变部位。以左手中指为例，在患者第一节掌面，划一个十字线，横线靠掌心方向为上，靠指尖方向为下，纵向靠示指侧为内，靠环指为外。十字的上内上外，四个方位也找出来了。看她的结节长在哪个象限，部位找准了，结节一针中的。

关系对应很重要，一定要认真找，对应越准确，疗效越好，甚至一针就能治好一些疾病，对应不准则扎针无效。

第二句，"针尖指向是病灶"。"病灶"指病灶在手部的对应部位，有时也指身体的病灶部位。例如，针刺手臂上的三阴针既可以治疗乳腺疾病也可以治疗心脏病，在内关处进针，针尖既可以指向拳头方向也可以指向躯体的心脏方向（图4-3）。灵活应用，正是手针的优势所在。

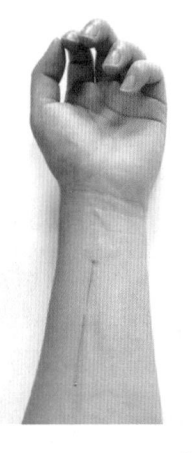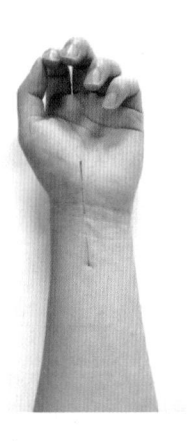

图4-3 内关针刺方向

第三句，"整体局部巧搭配"。这一句是精髓也是心法。陈氏针法最大的特点在于强调整体、局部两个方面都要顾及，搭配用针互相配合，针的效力可以翻倍。

第四句，"贴骨进针要疗效"。肉为阴，骨为阳，人的阳气多藏于骨髓、骨关节中。贴骨进针要避免伤及骨膜，贴骨膜慢慢进针即可。贴骨膜进针则疗效较显著，不贴骨膜进针则疗效不理想，中医讲的"击骨升阳"即此意。

第五句，"无经无穴不辨证"。"无经无穴"旨在说明手针有别于传统针灸，是按全息理论对应的区域上扎针，没有严格的穴位。传统经络的穴位可以作为手针治疗的参考。

为什么不强调辨证？以感冒为例，通常可以辨证为风寒感冒和风热感冒等证型，其症状有发热、恶寒、咽痛、脉浮紧等。遇到这样的患者，我常问："最想解决什么问题？"患者可能回答："喉咙不舒服。"我无须诊断出病名，只要在患者手上找到咽喉的对应部位施针治疗。同理，治疗子宫癌和痛经的思路一样，治疗乳腺癌和乳腺增生的思路一样。这就是"无经无穴不辨证"，是手针的特色。

第六句，"针法心法有奥妙"。针法的奥妙已经揭示，"部位对应很重要""对应部位套针阵""整体局部巧搭配""制造气机太极圈"等。针法不难掌握，更重要的是心法。

针法是"术"，心法是"道"。任何事情都有"术"和"道"两个层面。术是道的载体，道是术的灵魂。我常讲，"以道御术则术精，以术载道则道明"。

首先，要想有好的针法必须入"道"。一个书画家、一个雕塑家、一个车床工匠、一个飞行高手，无一不是达到"道"的层面才成为"家"，达到"道"的层面才能出神入化。所以，当医者运动手针的技法达到一定的熟练水平，诊察完患者后，使用何用针法针阵、如何促发患者气的运行以及在哪里下针最适宜等问题，便了然于胸。

第二，"道"的另一个含义是医道。凡医道精深的大医家，无一不是医德高尚的大师。唐代孙思邈在《备急千金要方》有一篇序言《大医精诚》，他认为医者必须谨守医道，先发大慈恻隐之心，实愿普救含灵之苦，如此可为苍生大医，反此则是含灵之巨贼。西方医圣胡弗兰德说："一个医生如果没有良好的医德，他的贻害作用远甚于一个不学无术的普通人。"

"道"还有一个含义，就是要与患者建立起良好的医患关系，建立起一种志同道合的气场。手针治疗的过程实际是一种信息交流的过程，是能量传递的过程。这种信息交流是可以传递能量的。我们的世界是一个很大的能量场，医者也是一个能量场，针具是媒介、是桥梁。医者通过这枚小小的银针，与患者的信息场相联通，将能量传递给患者。针刺治疗启动了患者自身的修复功能，免疫系统被调动起来以升阳祛邪、修复病灶。

患者与医者之间是否能建立这种良好的医患关系，就在于"信"。患者的"信"又来自医生的"德"，是"德"换取了患者的"信"，而患者的"信"又间接提高了针灸的疗效。这里又是一个圆运动。医生要想取得良好的疗效，唯一的捷径就是修德、修心、修道、修定。古曰："神针之修，以自身神炁之成，为其养针之基本，俾采引外物之气，为其针机之妙用,形神交变,内外相化,阴阳互衍,变幻由生。"(《气道针经》)这里进入了"一根针的修行"。

老君曰:"大道无形,生育天地;大道无情,运行日月;大道无名,长养万物;吾不知其名,强名曰道。夫道者:有清有浊,有动有静;天清地浊,天动地静。男清女浊,男动女静。降本流末,而生万物。清者浊之源,动者静之基。人能常清静,天地悉皆归。"这种清静无为的境界是扎针的最高境界。

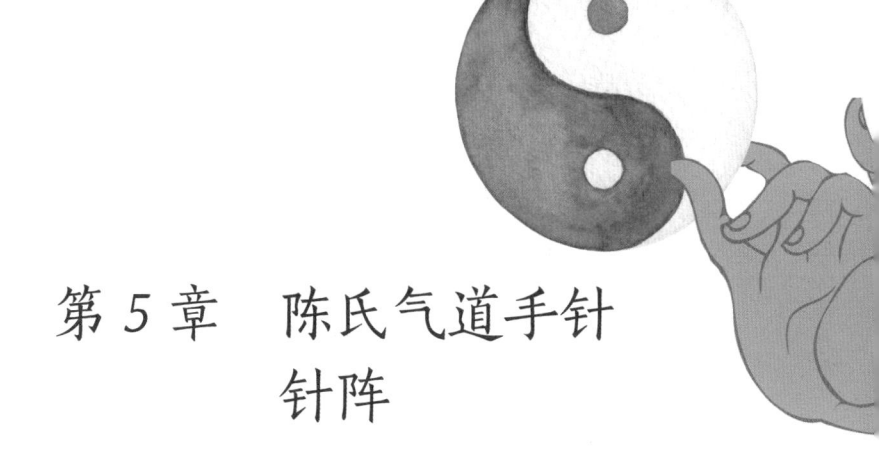

第 5 章　陈氏气道手针针阵

　　将若干针法组合起来组成一个针阵，即"排兵布阵"，是陈氏手针疗法中经常使用的思路。陈氏常用针阵共有八个。

　　1. 独龙针（图 5-1）

　　单枪匹马一根针，如内关透外关、3 门透劳宫的强心针。

　　2. 回环针（图 5-1）

　　即两针尖相对，方向相反。此针法是陈氏最常用的针法，一上一下，一阴一阳，阳升阴降或阴升阳降形成一个气机循环的阴阳鱼，如 2 柱透 5 柱、督飞 + 大叉等。

　　3. 倒马针（图 5-1）

　　取自董氏针法的概念。有二倒马、三倒马、四倒马，即二针并列或三针、四针并列向一个方向直刺或平刺，如快乐四针、快乐五针、手阴三针、手阳三针等刺法。

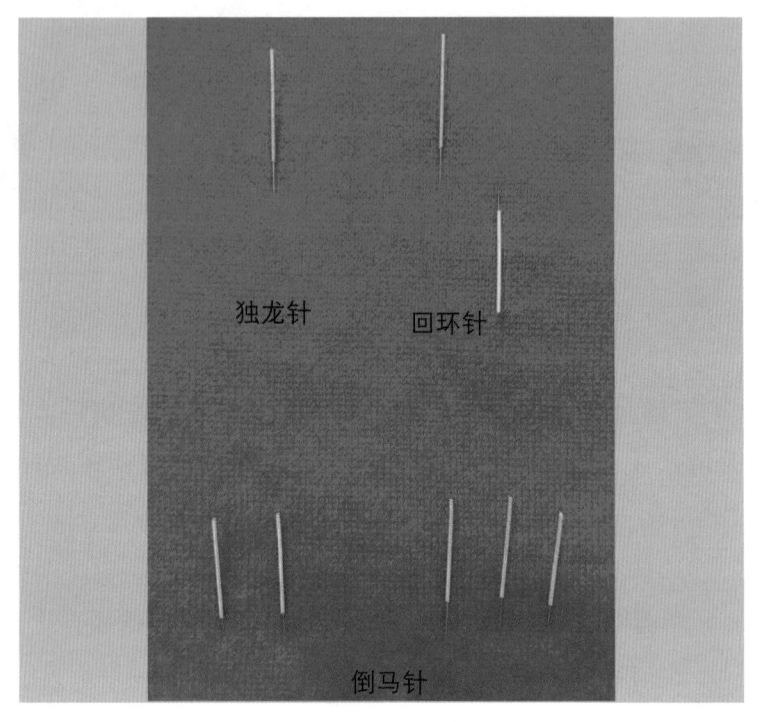

独龙针　　回环针

倒马针

图 5-1　独龙针、回环针、倒马针

4. 拉弓射箭（图 5-2）

即三针布阵，两上一下，或一上两下，构成一个三足鼎立的局面，实际上为一个不规整的鼎三针。

5. 鼎三针（图 5-2）

三针针尖相对，呈鼎立状。

6. 红缨三针（图 5-2）

中间一针为主针，旁边各一针，针尖并向主针，构成一个红缨枪的样子。大陵三针即采用此阵法。

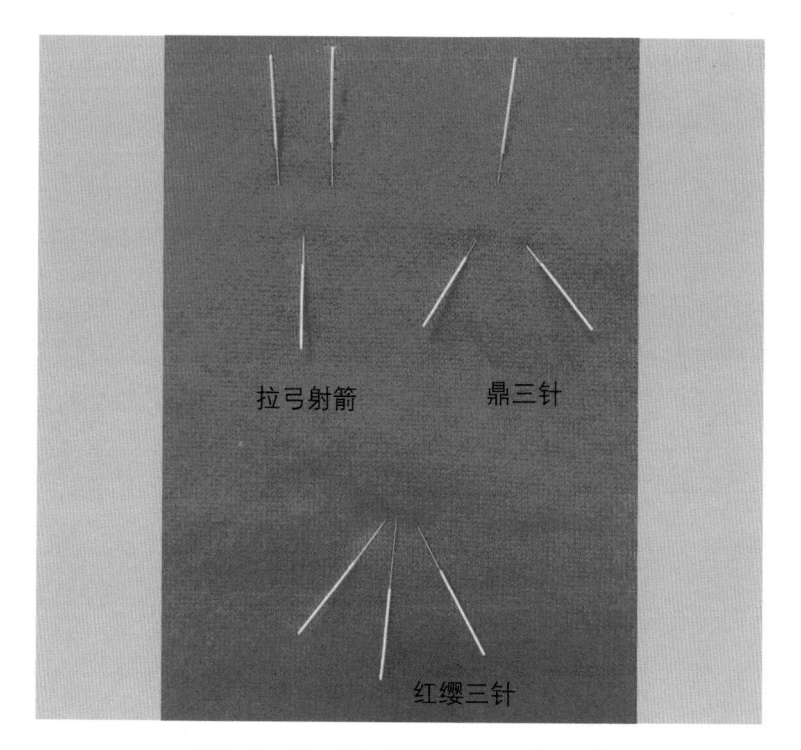

图5-2　鼎三针、拉弓射箭、红缨三针

7. 循阳针（图5-3）

又名孔雀开屏，即两个红缨三针叠加在一起。造成强大的气机，多用于腰骶部对应点或阳池穴。

8. 三鼎围刺针（图5-3）

又名梅花三弄，即两个红缨三针对刺，把病灶围在中间，多用于核瘤的治疗。三组红缨三针，针尖向圆点，圆心一针直刺，叫九宫围刺。三针联用不论是倒马、做鼎，还是红缨、循阳，都有提升阳气，聚集阳气，加强气场，增加

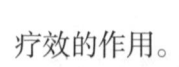

疗效的作用。

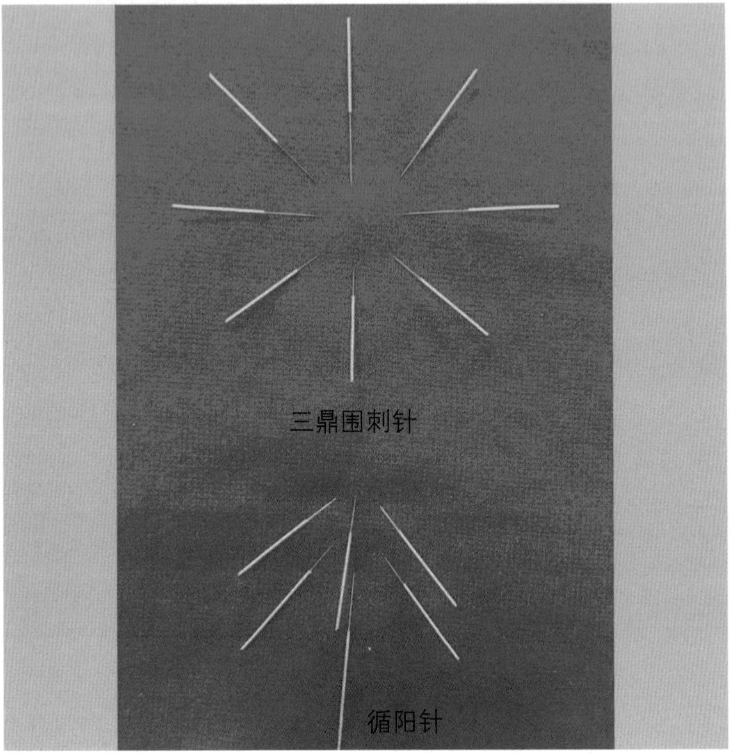

图（图中标注：三鼎围刺针、循阳针）

图 5-3 孔雀开屏、梅花三弄

这八种阵法是固定的格式，治疗时找到针刺部位，直接套用适合的阵法即可。

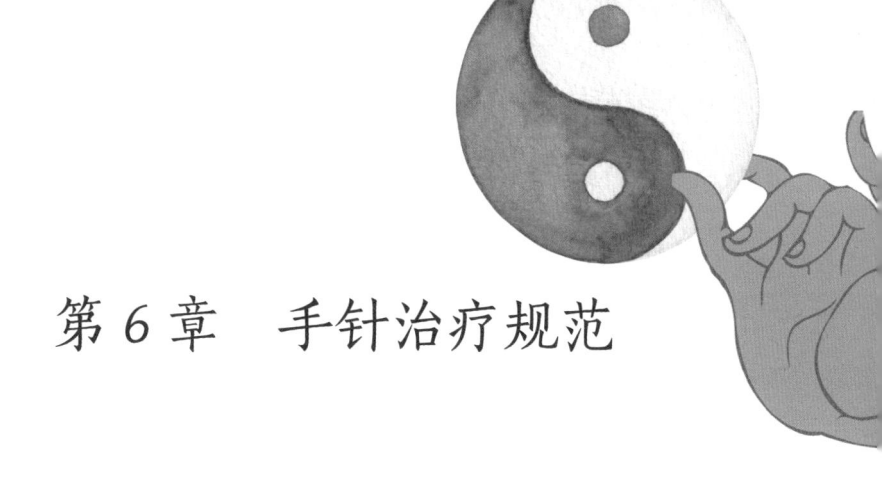

第 6 章　手针治疗规范

本套治疗规范未臻善臻美，仅抛砖引玉。

一、术前规范

1. 术前评估

从以下两个方面对患者进行评估。

评估病症　首先，要分辨病位、病因、病程，了解严重程度、加重或减轻的因素、已接受的治疗。问诊结束，最好直奔症状，如患者腰痛，就找腰部的最痛点。

此外，不仅要关注局部所表现的"症"，还要看到这些症状所引起的"病"。临床上，四肢关节疼痛的患者很常见，其病因多与经络阻塞、脏腑失调有关，在及时处理症状的基础上，必须深挖病根，这也是术前评估的重要内容。

评估患者　诊治过程包含对患者整体情况的评估，如果患者气血虚弱、阳气衰竭，或是内心充满负面情绪，医者先要解决这些问题，否则针法再精湛也是无济于事。

2. 建立良好的医患关系

手针治疗是医生与患者双方建立联系的过程，医生要调控好整个局面，与患者建立良好的医患关系。医患双方先达成共识，让患者在时间、饮食、运动等方面积极配合，方可开始按步骤进行治疗；如果不能达成一致，先不要急于治疗。

治疗过程中，医者要叮嘱患者集中精力、意念，全程配合，以期达到最理想的效果。

3. 体位和手位

手针的体位有三种：坐位、半卧位、平卧位。以半卧位或平卧位为最佳，如此不仅患者更加舒适，亦可以避免晕针，即便晕针也方便处理。简言之，尽量选择患者接受且方便医者操作的方式进行治疗。

4. 施术部位的准备

施术前，医者先搓揉患者手部热身。手指冰冷的患者，可用生姜片擦热局部，再施针。

医患双方以手触手，会给患者以精神安慰，消除恐惧和隔阂，为针刺做好充分的准备，也就是所谓的"不针而针"。

5. 针方设计和穴位选择

针方，也称为针阵，是排兵布阵，是进攻前的战略准备。在这里，我们提出"战略三原则"。

第一，少而精。针多就像乱发命令，身体会不知所措。

第二，整体局部巧搭配。局部上，采用攻伐、围歼、疏导等方法；整体上，要设计出周天气机循环的针阵；施针时应先针局部，后调整体。

第三，"道有常道法无定法"，针方要灵活机动。

手针取穴不讲求精准，在合理的部位进针即可。

6.局部消毒

用 75% 的乙醇或碘伏在施针局部消毒。

二、术中规范

1.选择针刺方位

手针治疗遵守《黄帝内经》"左病右治，右病左治"的原则。身体左侧的痛症在右手下针，反之亦然。这是定格，不能变。首次治疗常取健侧，同时活动患侧，下次治疗时方可取患侧，双侧轮流取穴。

在穴部还是按传统针法直刺，在对应部位上，多用斜刺或平刺。

2.施针

施针包括破皮、推针和行针三个步骤。

(1) 破皮：为了减轻患者的恐惧，破皮要求迅速，痛觉在 0.4 秒内是不传递的，快速破皮则无痛。

进针破皮有两种，一种是用手腕的力量，如鸟啄般迅速刺入，或让患者咳嗽一声，趁此迅速刺入称为随咳进针法。另一种是使用套管针（图 6-1），将针灸针放入套管内，左手扶持针管，右手拍击针柄，针尖迅速刺入患者皮内。

破皮看似简单，实际并非如此。有时即使双手持针，也无法破皮。遇到这种情况，很有可能医患双方良好的互动关系尚未建立，以至于患者的身体对医生处于排斥、抵抗的状态。所以，时机不到，切莫妄动。

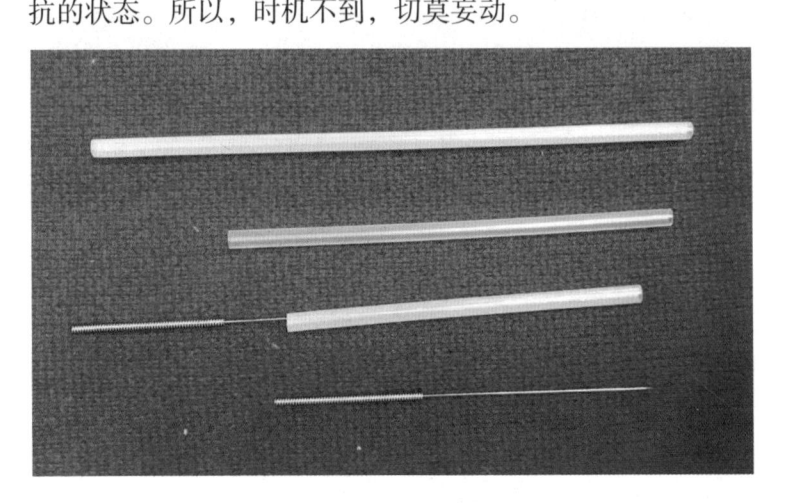

图 6-1 套管针

(2) 推针：推针有"三步到位法"。

破皮后，针已进入皮下，医者稍作停留，再向着穴位深处推针。推进时，患者可能会大声喊痛，抗拒治疗，这时医者要立即停止、等待。趁患者不注意时，再向前推针，等推进到一定深度后，患者会再次喊痛，医者当再次停止、等待。伺机再实施第三次推针，迅速进针，直达穴位。

(3) 行针：陈氏主要强调两种行针。

一是贴骨进针法。快速破皮之后，针尖直抵骨膜，轻提，再改变方向，沿皮下贴骨膜缓缓推进。如果经过关节时受阻，可以用医者左手活动患者关节，找到合适的位置，再向前推进，不可强推硬刺。

二是抵骨进针。击骨可以升阳，手针强调抵骨，让针尖直达骨膜或关节，然后向外稍稍一提，留针。留针的过程中，一般不再行针。

还需要注意的是，行针要有针感，不仅是酸麻胀重，针感沿着针尖向远处传导，越远越好。如果针感不明显，疗效肯定不佳。

行针的总原则是"快破皮，缓推进，贴骨刺，抵骨停"。

3. 心意

针刺过程中，最重要的就是两个"意念"，一个是医者的意念，一个是患者的意念。整个过程中，主导的一方是医者，高超的医者能掌控全局，给予患者最有效的治疗，也就是《黄帝内经》上所说的"针刺之道，贵在治神"。"治神"并非玄妙莫测，早在两千年前的著名唐代医药学家孙思邈就已经在《备急千金要方·大医精诚》中明言，并流传至今。

"凡大医治病，必当安神定志，无欲无求，先发大慈恻隐之心，誓愿普救含灵之苦。若有疾厄来救者，不得问其贵贱贫富，长幼妍蚩，怨亲善友，华夷愚智，普同一等，皆如至亲之想，亦不得瞻前顾后，自虑吉凶，护惜生命。见彼苦恼，若己有之，深心凄怆，勿避险巇，昼夜寒暑，饥渴疲劳，一心赴救，无作功夫形迹之心，如此可为苍生大医，反此则是含灵巨贼。"

"夫大医之体，欲得澄神内视，望之俨然，宽裕汪汪，不皎不昧，省病诊疾，至意深心，详察形候，纤毫勿失，处判针药，无得参差。"

我认为，"必当安神定志，无欲无求，先发大慈恻隐之心""澄神内视""至意深心"这两句就是对"凡刺之真，必先治神"的解读。在施针过程中，医者必须聚精会神，一心一意，不得言语调笑，不得轻浮草率，"无作功夫形迹之心，如此可为苍生大医，反此则是含灵巨贼"。

静能生智，定能生慧。在整个施针过程中，医者要始终保持镇静、镇定、坚毅、稳重的态度，用语言和眼神与患者保持交流，向患者传递意念，这大概也属于"道医导引"的范畴。

所以，上述内容可归纳为以下四句：说难不难亦是难，说易不易真容易。常言功夫在诗外，半靠针法半靠意。

4. 留针

手针一般留针30~45分钟。在此期间，人体的阳气通常能被鼓舞起来，如果时间过长，穴位容易疲劳。

留针过程中，医者还要借助言语、肢体，让患者自行想象气血运行、邪气离体、病灶修复的过程。

5. 起针

医者应提前告知患者，取得其配合；然后，左手持棉球，右手操作如下。第一步，调整好患者姿势，旋转捻针，轻轻向外提针，此是地部；第二步，缓缓向外提针，使针尖接近于皮下，此是人部；第三步，迅速将针拔出，此为天部。

起针后，实证患者不封针孔，任其出血，或挤血，擦拭后待针孔自闭，有助于邪气外出。虚证患者要封针孔，即出针后马上用棉球压揉针孔，不使正气外泄。为避免患者出现敏感或晕血等情况，将封口作为常规操作为好。

三、术后规范

起针后，医者应询问患者的感受，观察疗效，告知其注意事项。

1. 术后反应

治疗后，患者常出现两种反应。一是正反应，患者自觉轻松、兴奋、食欲增强，甚至当夜失眠；二是负反应，患者自觉周身疲惫，嗜睡。无论患者出现哪种情况都属正常，嘱患者勿过劳、勿熬夜即可。

还有一种术后反应称为"调理反应"，即针后几天内，患者出现周身不适、关节酸痛、困倦、食欲不振、失眠或嗜睡等。也有人称之为"好转反应"，说明身体正在调整，一旦气血运行恢复到正轨，这些症状就会消失。一些患者可能出现较严重的"调理反应"，一般休息1～2周即可。经过这个阶段，患者就会进入恢复期，叮嘱其不要放弃治疗。

2. 疗程和间隔期

穴位对刺激存在疲劳反应，所以2次治疗间隔1天为好。体强或病重的患者，初阶段治疗宜每日1次；三五日后再改为2日1次或3日1次；恢复期可1周2次或1周1次。一般以治疗5～7次为1个疗程（按2日1次）。2个疗程之间可休息3～7天。具体方案可根据实际情况做出调整。

3. 反馈信息

患者是医者的老师，医者的临床经验都是从患者身上总结而来。医生应主动回访，询问患者的身心变化、感受，也为确定下一次的治疗方案做准备。

四、针具规格

陈氏手针使用的针具以毫针为主，常选择以下四种规格：0.30mm×25mm，0.30mm×40mm，0.30mm×50mm，0.30mm×75mm。

五、注意事项及异常情况处理

（一）注意事项

1. 过疲、过饥、过饱、高度紧张者，不宜针刺，年老体弱者尽量采取卧位。

2. 孕妇禁针，女性患者月经期不针（调经者除外）。

3. 儿童因配合度差，一般不针。

4. 有出血性疾病或凝血机制障碍的患者，特别是长期服用阿司匹林等抗凝血药物的患者一般不针。

5. 手部有局部皮肤感染、溃疡、溃烂者不针。

6. 病情复杂的患者建议综合治疗，如针加灸的治疗，往往有更好的疗效。

（二）异常情况处理

1. 瘀青或血肿

轻度瘀青或血肿一般不用处理，身体会自行吸收。稍严重者，治疗后前3天冷敷，后3天热敷，以促进吸收。

2. 痛、麻、胀、触电感等后遗症

针刺后，气血虚或经络堵塞严重者，一般会出现局部疼痛、麻胀或触电感。一般轻者可通过按摩、热敷等缓解；较严重者，可针刺对侧或同侧手解穴（手掌朝上，于小指掌骨与无名指掌骨之间，握拳时小指尖所触之处），一针直刺抵骨，两三次即可治愈。

3. 晕针

通常情况下，脸色明显异常、神志飘忽者，嘴唇颜色紫、黑或白者，平日体虚者等易发生晕针。

处理晕针，先辨明晕针的严重程度。若只是简单的头晕、心慌，立即拔针，服用蜂蜜水或红糖水即可。如果患者汗出嘴唇发白，出汗甚至休克，必须立即拔针，服用蜂蜜水

或葡萄糖水，舌下含服 8 粒速效救心丸，并施以急救。

急救手法：左手紧握患者中指，用大拇指指甲迅速掐按中冲穴数次，根据同身寸取左侧内关穴，用右手大拇指指甲侧面进行按压。

急救按压穴位（图 6-2）的顺序为中冲、内关、神门、水沟、十宣。

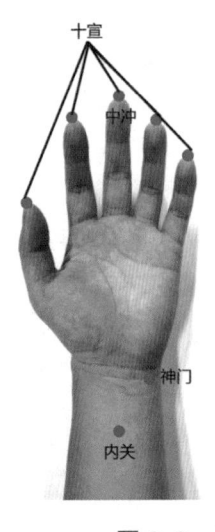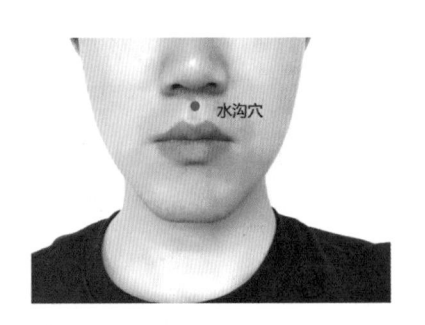

图 6-2　急救按压穴位的示意图

推荐一个简单、实用、见效快的晕针处理方法：拔针后，令患者仰卧，医者托起患者双腿，抬高至腿与腰成 90°，待患者面色红润即可。

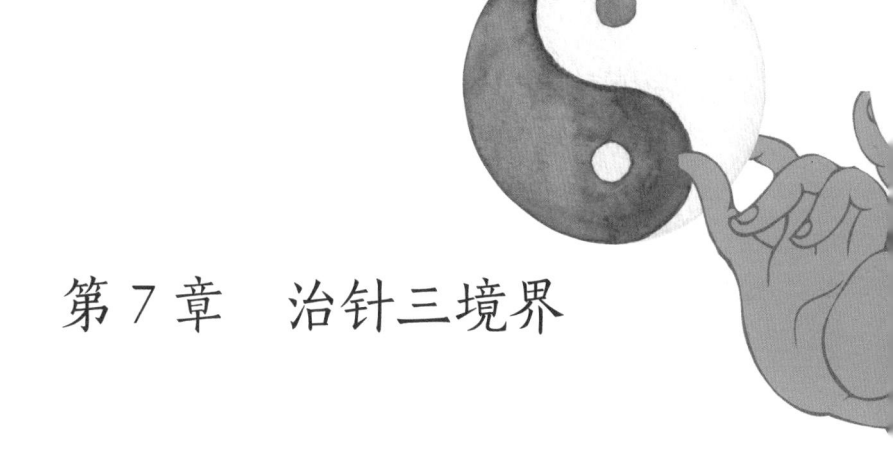

第7章 治针三境界

作战 有百发百中的神枪手，有战无不胜的大将军，有捭阖纵横的战略家三个层面。

作诗 有见山写山、见水写水的直白，有见山写意、见水写情的素描，有见山言志、见水抒怀的感悟三种境界。

治针 也有三种境界，一曰治形，二曰治气，三曰治神。欲成手针大师，三种境界不可不知。

一、治形

形神关系是古中医的一个重要命题，《黄帝内经》首篇就有"形与神俱，而尽终其天年，度百岁乃去"的论述。

"形"与"神"就是西医所说的"身"与"心"。形为神之本，神为形之主，形神相因，性命以立。中医向来重视对形的研究，眼耳鼻舌身、心肝脾肺肾、五脏六腑、四肢百骸各有描述各有度量。体针的阿是取穴和微针的对应取穴都是建立在以形治形理论基础上的针刺方法。

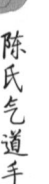

　　原本的手针是典型的"以形治形"，它以生物全息理论为基础在手上找人体大部位的对应关系。早期的手针是以藏象投影形式在手上找针刺治疗系统，关系非常复杂难于学懂学会，后来的手针是在手上找对应的人体躯干系统，再根据躯干系统找部位对应，多种躯干系统相交叠亦容易造成肢体对应变化的混乱。陈氏直接创造了人体"两面四块三区六段"的手针模块，又把针法简化为八种针阵，模块加针阵等于词牌加曲牌，直接找准对应关系套上针阵就可以了，使手针变得简单方便，易记易学。这是陈氏手针深受基层一线人员欢迎的重要原因。

　　但是简单易学又容易走向它的反面——"简单化"，这种"头痛找头，脚痛找脚"的简单对应，往往使学习者走向"抄偏方、找灵穴"式的取巧之路，个别培训机构也往往以"简廉便验"为噱头传授一些简单技法、培训一些扎针匠。他们的理论基础充其量也只是以通为治、为气修道。治疗范围窄，针法方略简单，不足以见大效、治大病、成大器。《黄帝内经》中对此早有贬褒曰："粗守形，上守神。"民国时期，仿佛大师也早就说过"束针就穴，俗矣"！所以以形治针，只能算是最初级层次的境界。

二、治之

　　《灵枢·刺节真邪》曰："用针之类，在于调气。"《灵枢・根结》又曰："用针之要在于调阴与阳，调阴与阳，精气乃充，合形于气，使神内藏。"。从以上经典可知，针刺之道就是调气，调气之道就是调阴阳，阴阳是万物的根本，也是治病的根本，针刺治病离不开阴阳，只知以形治形，以部位对部位，这只是低层次的"庸工之为也"（《内经》）。高明的上医应该是懂得阴阳之道。阴阳大道在乎天，也在乎手，所谓"十指通宇宙，双手理乾坤"，所谓"混沌初开双手磨"，讲的都是"掌握乾坤"的大奥理，陈氏将圆运动的古中医理论引入手针并命名为气道手针，就是从治气的角度对手针疗法作了深化和提高。陈氏认为在手上任何相对独立的一个部位或两个对应部位，只要布上一组针尖相向的针阵就可以造成一个阴阳鱼，就可以造成一个太极圈，就可以推动整个身体的气机大循环。针气相融、浑然一体，气机运转、气行血行，阴平阳密、病患无生！

病之于本，必有其根，病之于脏，必患于气，气之循环，阴阳而已，阴阳一转百病消除。看似简单实是难，看似无道胜有道。人体无处不穴位，何止三百六十五。"无经无穴不辨证"，实际是个大辨证，阴阳之道的辨证，你脾胃不和，2柱5柱互透；你胸胁胀满，1柱4柱相向，你三焦不通，一个颠倒阴阳即刻调通。看似无穴胜有穴，看似无经胜有经，看似无为确有为，无为而治，无为而无不为也。

陈氏气道手针在局部对应针刺治疗基础上加上了阴阳大循环的治气针法，重视"局部整体巧搭配"，使手针疗效成倍提高，使治疗范围大大扩展，使手针疗法提高到了一个新的层次。

三、治神

《素问·宝命全形》有曰："凡刺之真，必先治神。"

《灵枢·本神》又曰："凡刺之真，必先本于神。"《灵枢·官能》也讲道："用针之要，无忘其神。"

《黄帝内经》中有许多关于针刺治神的论述，而且反复强调治针先治神。

"神"是什么？"神"就是"心"，"治神"就是"治心"。《素问·灵兰典论》中有云："心者君主之官，神明出焉。"又云"凡此十二官者，不得相失也。故主明则下安，以善生则寿，殁世不殆，以为天下则大昌，主不明则十二官危，使道闭塞而不通，形乃大伤，以此善生则殃，以为天下者，其宗大危，戒之戒之"。这段论述高度概括了心神的重要性，心为君主之官，主明则下安，心动则五脏六腑皆摇，所以养生先养神，治病先治心。在这一点上，无论中医西医，无论佛家道家，无论东方西方，万法归宗高度统一。今之人缘何大病恶疾不断发生？根本原因是"心"乱了。

《内经》中有一段黄帝与岐伯的对话，黄帝问岐伯说：为什么古之人的病很好治，一治就好，而今天的病，针药都治不好。岐伯说："古之人居禽兽之间，动作以避寒，阴居以避暑，内无眷慕之累，外无伸官之形，此恬淡之地邪不能深入也……而今之世，远不然，忧患缘其内，苦形伤其外，又失四时之从，逆寒暑之宜，贼风数至，虚邪朝夕，内至五藏骨髓，外伤空窍肌肤，所以小病必大，大病必死。"（《灵枢·贼风第五十八》）黄帝在和岐伯谈论寿命时也有一段对话如下。

黄帝曰："余闻上古之人，春秋皆度百岁而动作不衰；今时之人，年半百而动作皆衰者，时世异耶，人将失之耶？"

岐伯对曰："上古之人，其知道者，法于阴阳和于术数，食饮有节，起居有常，不妄劳作，故能形与神俱而尽终其天年，度百岁乃去。今时之人不然也，以酒为浆，以妄为常，醉以入房，以欲竭其精，以耗散其真，不知持满，不时御神，务快其心，逆于生乐，起居无节，故半百而衰也。夫上古圣人之教下也，皆谓之虚邪贼风避之有时，恬淡虚无，真气从之，精神内守，病安从来。"是以志闭而少欲，心安而不惧，形劳而不倦，气从以顺，各从其欲，皆得所愿，故美其食，任其服，乐其俗，高下不相慕，其民故曰朴。

"是以嗜欲不能劳其目，淫邪不能惑其心，愚智贤不肖，不惧与物，故舍于道，所以皆度百岁而动作不衰者，其德全不危也。"（《素问·上古天真大论》）

这些对话简直就是对现代人的鞭笞，他们的观点简直与现代我们宣传的道家佛家中医养生家的理念一模一样。现代人患病的根源是什么，是心乱了，神乱了，心神错乱了，

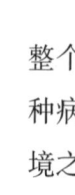

陈氏气道手针

整个人生活在一种病态的环境之中，整个生活方式处在一种病态的生活方式之中，整个心神状况处在一种病态的心境之中。正所谓"生物有私便入迷蒙，贪嗔暴起，心欲如涧，迷贪执固，心系重缚，累及形骸，万病丛生"（佛家语）。在这样的大背景下，岂是一针一药可救？

救人先救心，治身先治神，心不能清净，神不能归位，任何针药都是无用的。所以中医主张"下医医病、中医医人、上医医国"，真正的针灸大师、手针大师必知治人先治心，治心先治神的大道理，让心虚空淡泊安静下来，让神归位，即如《内经》所云："恬淡虚无，真气从之，精神内守，病安从来。"善治神者才是手针的最高境界，能收心者才是高明的苍生大医。《素问·宝命全形论》中说："故针者由悬布天下者五，黔首共余食，莫知之也。一曰治神，二曰知养身，三曰知毒药为真，四曰制砭石小大，五曰知腑脏血气之诊。"《内经》把"治神"放在治针的第一位，《素问·刺法论》曰："刺法有全神养真之旨。"《灵枢·根节》篇有"必一其神，志令在针"，讲的都是一个思想。所以《灵枢·九针十二原》开篇就指出："粗守形，上守神。"

治神有远治和近治之别。所谓远治就是使患者长期的收心定神，镇其心猿，栓其马意，止念为常，委志于虚，专心而不纵横，神驻而不弥散，长期处于一种静定的状态；近治则是强调在施针的当下时刻要保持心神安定，让患者快速安定下来，心身处于接受治疗的最佳环境和心理状态。

世人皆言手针简单，实际上是我们把他想简单了、做简单了。许多人认为手针堪比雕虫小技登不了大雅之堂，实际上是我们没让他登上大雅之堂。如果能把我们的手针疗法开在山水清净的山庄，让患者住进幽静典雅的会所，卧在温馨舒适的 VIP 治疗间，听着舒缓的音乐，闻着沉木的飘香，态度和蔼的医生为他执手扎针，另一只手享受着手疗按摩，恰恰这针又是一个"定海神针方阵"，不需两三针，患者已是酣然入睡了。

患者的治神靠其自身修之养之，亦靠医生的教之化之，更靠医者自身释放出的那种无形的定力。

患者的治神只完成了治神大法的三分之一，医者自身的治神是另一个重要的三分之一。

佛道医皆以降神为本，治神先治自己神，收心先收自我心。一个医者如果整天心思浮翩、杂气萦萦，怎么可以"专心致志"的为患者施针治病呢。专心致志收摄心神达到"恬淡虚无"的境界，不仅一种是修为，最重要的是一种功力。《黄帝内经》"恬淡虚无、真气从之"，这句近乎偈语的话逐步被现代科学所证实，当人心静神定、思想专一的情况下就可以产生强大的意念力。当人的心力达到天人合一境界的时候，又会与自然界的灵力（能量场、暗物质）契合在一起产生出神奇的能量，可以通过针或者无针而针直接祛除病邪之气达到治疗的目的。

医生的这种意念力或曰神力，能力之大可以达到神奇

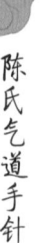

而惊人的疗效，甚至可以隔物施针，遥感施针。当然这已进入了灵修的层面，极高的境界，此道还不能为大多数人认可和接受。我们宁可信其有，不可信其无。中医文化博大精深，可能将来会有一天人们就像认可无线手机、视频聊天一样接受它是一种科学。因为这个题目太深奥，也不是本书研究的主题，一笔带过不做赘述。

治神还有个三分之一而且是最重要的三分之一，就是医者患者两心共定、两神双收，道贯神契，意念合一。达到这样同步同频的好处有如下三点。

一是不生痛。当患者与医者达到心意合一、两神相契的时候就会扎针不觉痛。人之惧痛半由心生，当患者在对针刺惧之且拒之的状态下，你强行刺针，其必大呼其痛，如果患者处于良好而愉快的心态下往往不感甚痛。古书上早有这样的记载："医患合气进针多不生痛或微痛可耐。""患家心静，医家心专，气到穴开，刺痛免焉。"

二是不屏蔽。当患者神思静定，心门打开，凝神调息，注意针所，意领气行，以意驱邪，则真气活跃，经脉通畅，祛病神速。

三是可增力。医患通心，神思契合，意识同频，意念合力就可以调动起患者医者深层次的生命潜力并与天地宇宙之能量气场相接，天人合一，医患合一，同频同振，同气相求，太极生成，阴阳运转，气血匀调，真气通周。所以最具有长期治神疗效的方法是在一个环境清幽、气场充足的山庄里医患同修，这才是治神的上乘之作。

　　神治之道，神医之道也；医者欲治神，必先自修心。修身养性，大道功成。关于治神法门的实操内容道家早有诸多针法，如祝由针法、遥感针法，空针针法等等，八卦针亦属此类。近年笔者对八卦针法进行了简化改造并将其引入手针疗法，变成了掌八卦针法和指八卦针法，用于临床效果很好，感兴趣者可互相探讨。

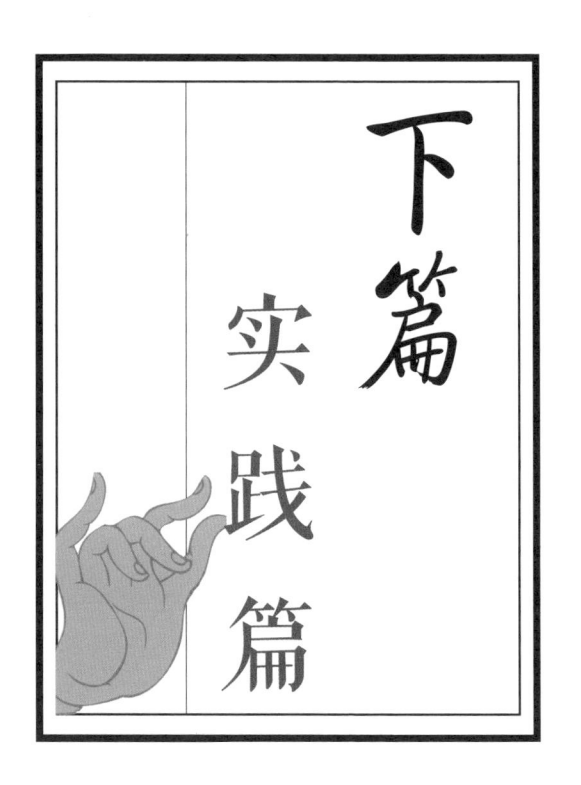

下篇

实践篇

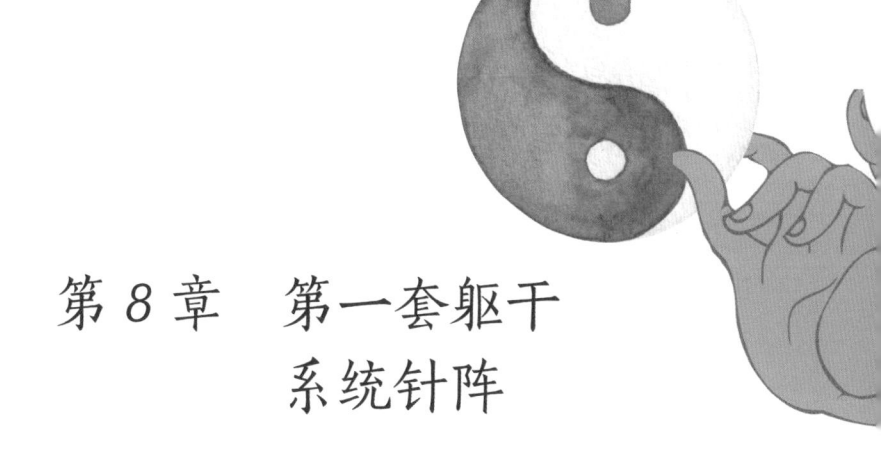

第8章 第一套躯干系统针阵

大指阳面（背侧）以整个拇指作为躯干系统。从头顶百会穴到尾骨，身体背面包括颈、胸、腰、骶的问题都可以在拇指阳面找到全息对应关系（图8-1）。

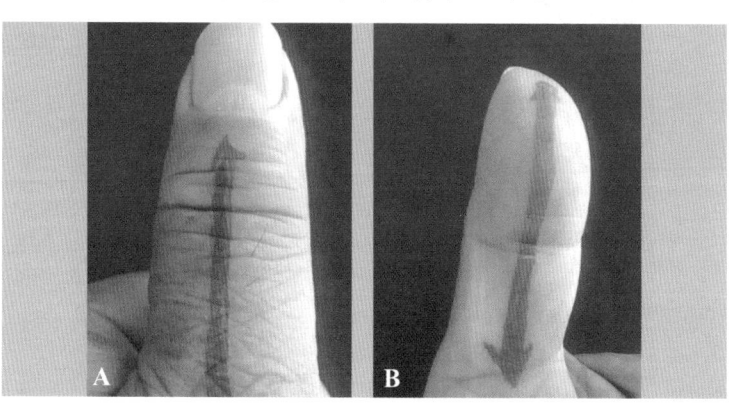

图8-1 任督二脉在手上的对应位置

A.拇指阳面；B.拇指阴面

拇指阳面为督脉，统一身之阳，从拇指背侧从掌指关节下缘至拇指末节指甲盖下，正中线代表督脉。

大拇指末节为头，指节为肩、胸、腰，第一掌骨为骶，从头顶百会到尾骨，身体背面包括颈、肩、胸、腰、骶一切问题都可以在拇指阳面找到全息对应关系（图8-2）。

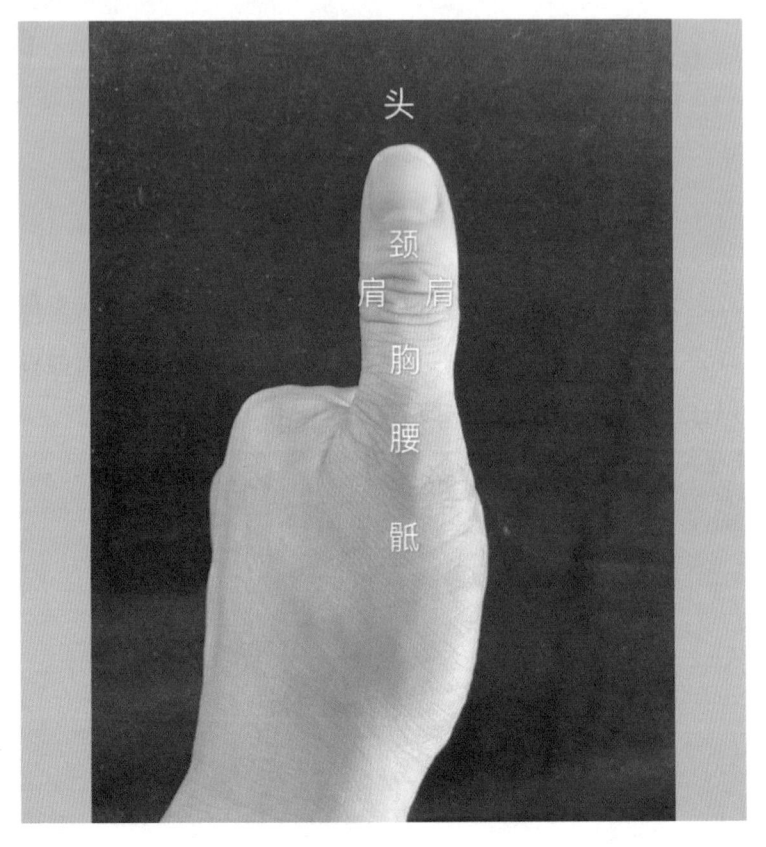

图8-2 拇指阳面的全息对应关系

拇指阴面为任脉，背为阳，腹为阴，大指末节指腹为头面，头面五官方面的问题在这里治疗。从百会至会阴，头面五官，上、中、下焦以及会阴部，均可在拇指阴面即掌面找到对应关系（图8-3）。

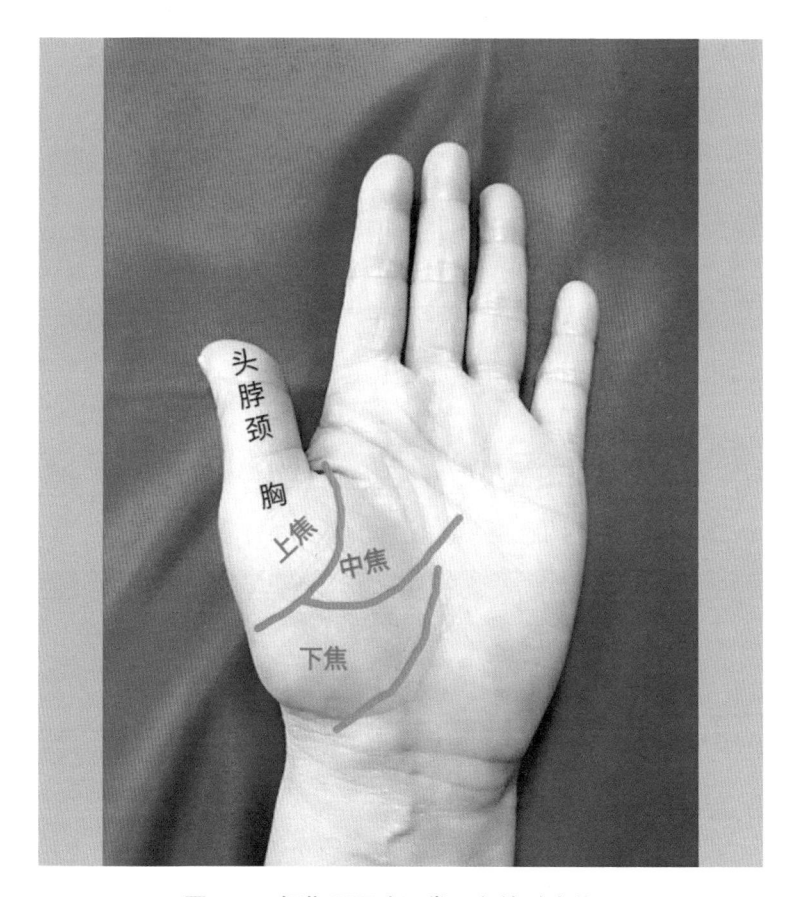

图8-3 拇指阴面（即掌面）的对应关系

★ 任督大周天

· 针方（图8-4）

第一针（督飞）：拇指背侧掌指关节下方正中线进针直接沿正中线贴骨向上，过第1、2关节，针尖达拇指甲

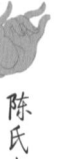

下方。

可用40mm针，也可以用25mm针两针接力。

第二针（任通）：拇指腹面指璇中心进针，向鱼际方向过指关节横纹，达掌指关节横纹。

· **方解**

督脉升，任脉降，阳升阴降一气周流，形成一个大周天，一阴一阳相互衔接，循环往复生生不息。

· **适用范围**

调节全身阴阳气机循环，也是打通了中脉。中脉一通十二经脉皆通，两针可单独使用。

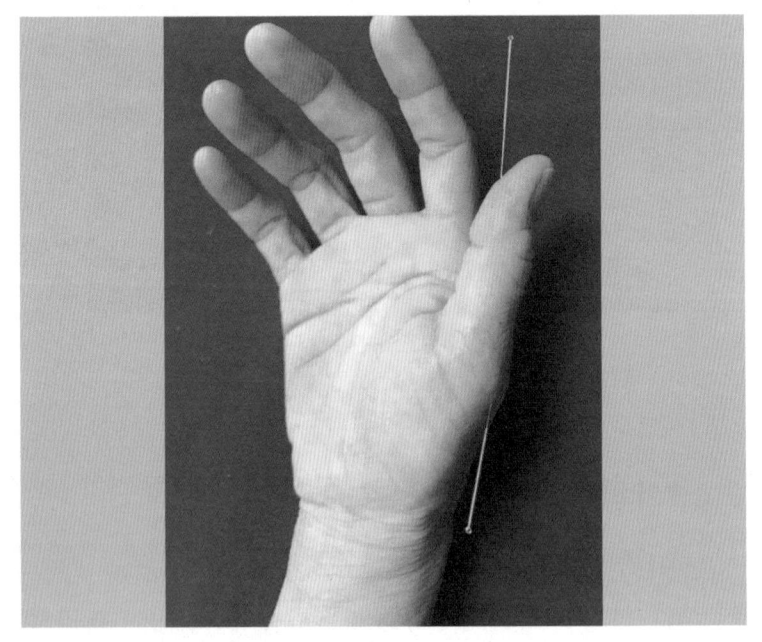

图8-4 大周天针阵示意图

★ 小周天

· 针方（图 8-5）

督飞一针 + 大叉一针，形成小周天。

· **方解**

大叉穴一针到底也是通任脉，沟通阴阳、疏通中脉。

· **适用范围**

与大周天效果相同，但痛感较小，易为患者所接受。针之所过，气机通畅，寒热对流，血行加速，虚实互补，迎刃而解。

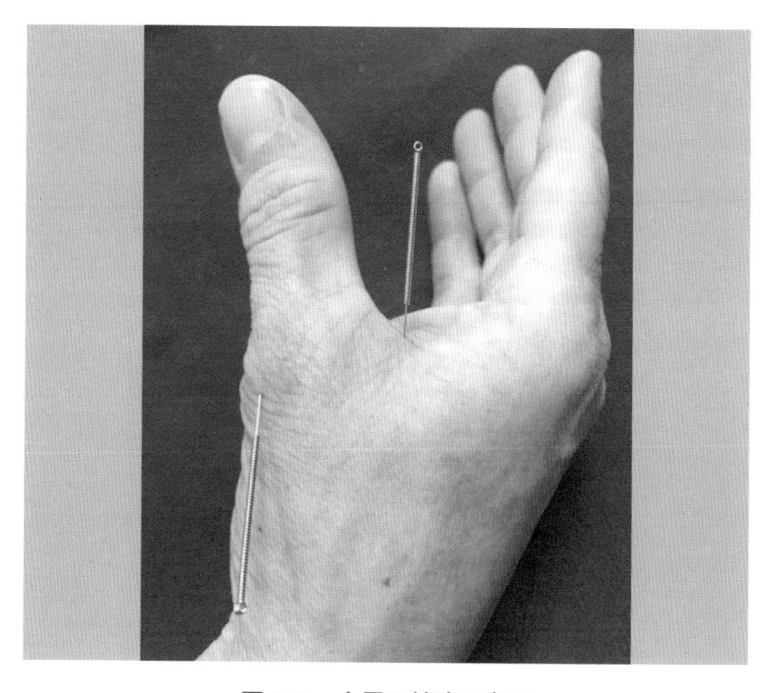

图 8-5 小周天针阵示意图

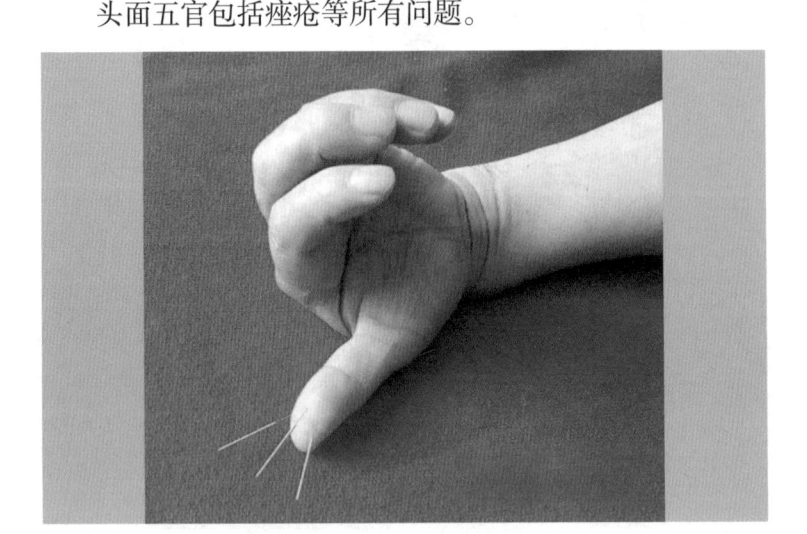

★ 头面三针

·针方（图 8-6）

第一针：从拇指掌面正中最高点进针，向指腹方向呈45°平刺至指璇下方。

第二针及第三针：分别从第一针两侧斜向中线进针，尽量做到三个针尖合拢形成红缨三针，三针均要求不过关节横纹。

·方解

头面三针，中间一针相当于从印堂穴针刺至人中穴，两侧各一针，对应眼睛、耳朵、鼻子。红缨三针，三生万物。

·适用范围

头面五官包括痤疮等所有问题。

图 8-6　头面三针针阵示意图

★ 肩颈三针

· 针方（图8-7）

第一、第二针：顺膀胱经双潜龙针，从拇指两侧指甲根下进针，过指关节向指根方向刺。

第三针：督飞一针。

共三针。

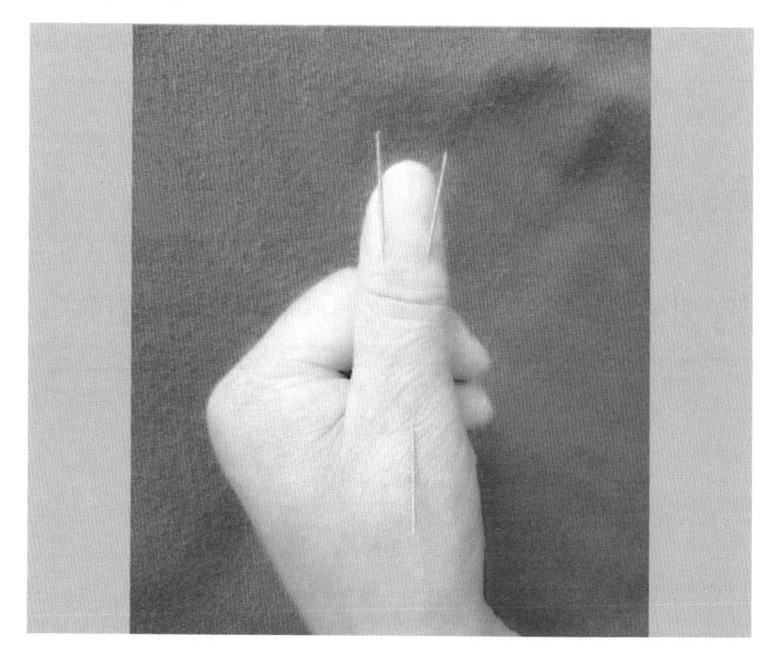

图8-7　指背肩颈三针针阵示意图

· 方解

两侧膀胱经潜龙，针头向下，将浮散滞留于头颈肩部水湿寒气导下，再加督飞一针引领阳气上升。

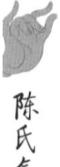

· 适用范围

后头痛、颈椎病及肩背沉重，如张仲景所言"项背强
几几"。此针又叫背三针，凡颈肩腰背不适皆适用这三针，
凡湿邪为患亦用这三针。《内经》曰："诸痛项强皆属湿。"
膀胱经导湿下行，督飞针引督脉上升，构成一个拉弓射箭。

★ 项背反三针

· 针方（图 8-8）

① 潜龙。拇指背中线，末节横纹上方入针，过关节，
贴骨向腕方向平刺一针。

② 膀胱经两侧飞龙针。从拇指掌指关节中线两侧各一
针，针尖向指甲方向，过关节，与潜龙针形成拉弓射箭。

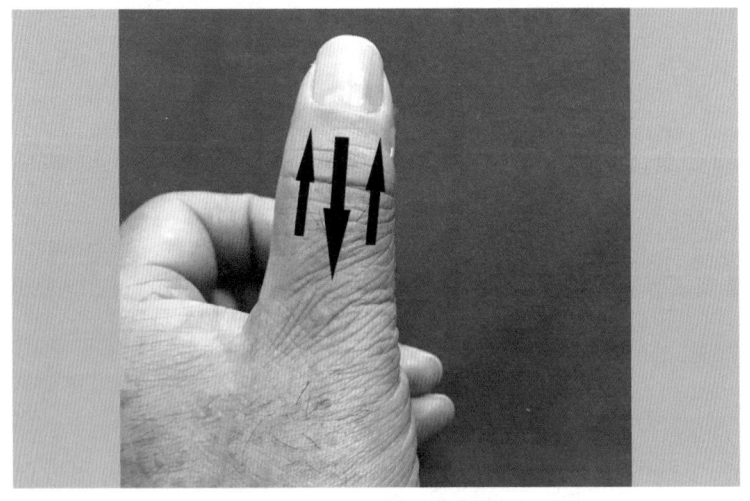

图 8-8　项背反三针针阵示意图

· 方解

邪气在上用正督飞，邪气在下用倒督飞。膀胱针用来祛邪，邪气在上则攻邪下行，邪气在下则透邪外出，除湿升阳。

· 适用范围

引督脉下降、气化腰部水湿，借膀胱经上升散腰部水湿。腰虚腰寒胃病肾炎肾脏阳气不足皆可用此针。

★ 阴阳反复针

· 针方（图 8-9）

左手：拇指背阳面，由掌指关节中点进针，向指尖方向平刺，贴骨滑行通过两个关节达指甲下方，督飞一针。

右手：从拇指背指甲根下方中点沿中线进针，针尖向腕方向贴骨滑行至掌指关节下缘，潜龙一针。

· 方解

道家内证结果：对督脉的认识"阴阳生反复，普化一声雷"。

· 适用范围

可解决脊背诸问题。

注：拇指阴面任脉也可以这样反复。

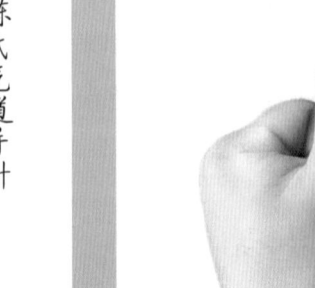
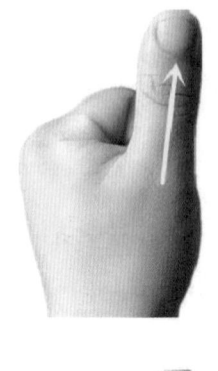
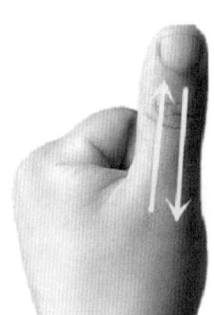

图 8-9　阴阳反复针针阵示意图

★ 拇指小太极针

·针方（图 8-10）

内脉针：大拇指内侧即尺侧 1 寸针向指尖方向一针，最好用一针过第 1、2 节关节横纹。

外脉针：大拇指外侧即桡侧向指根方向一针或两针接力，最好用一针过第 1、2 关节横纹。

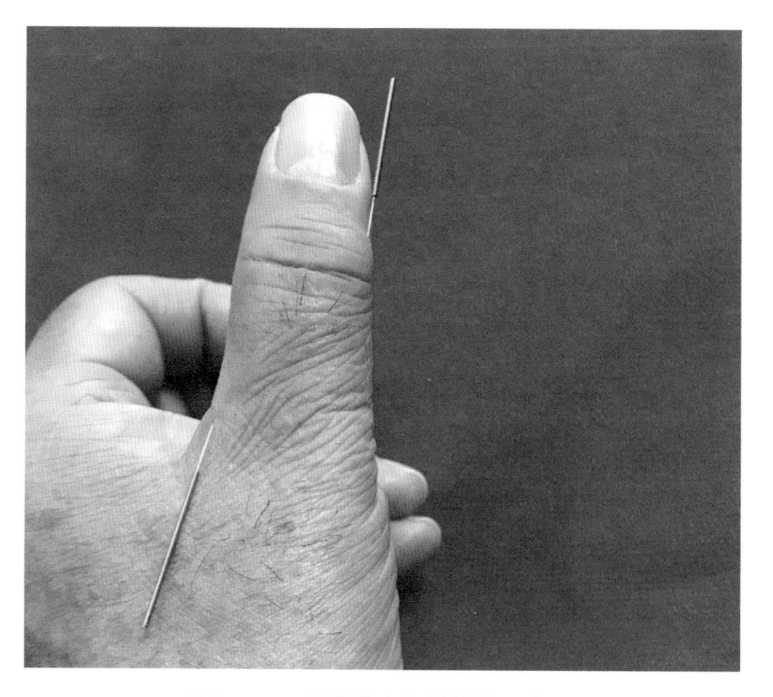

图 8-10　拇指小太极针针阵示意图

· 方解

内升外降，阴升阳降，内脉一针有疏肝理气之意、疏肝解郁之功，外脉一针正好相反，有平肝息风之功。

· 适用范围

内脉用于肝气郁结，或肝郁化火所致口苦咽干、心慌心悸、头晕头痛。

外脉用于肝阳上亢所致的头痛、头昏、昏眩、心悸、耳鸣、牙痛。双手或单手据情而定。

升降组合巧妙搭配，负阴抱阳自成太极。

★ 一针祛眼袋

·针方（图 8–11）

拇指腹面，末节横纹，桡侧赤白肉际处进针，一针三刺。

① 自横纹上方向尺侧刺，捻针 10 次。

② 回针到原点再自横纹下方向尺侧刺，捻针 10 次。

③ 回针到原点再沿横纹中间线向尺侧刺，捻针 10 次，留针 30 分钟。3 次都不穿透对侧皮肤。针柄处加艾柱灸，效果更佳。

·针解

双手拇指相并指腹向外，末节两横就是眼部。

·适用范围

眼睑肿，眼皮跳，眼袋。

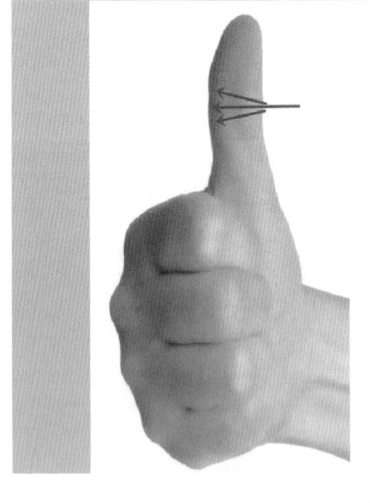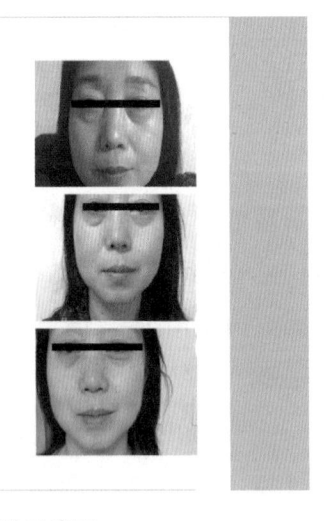

图 8–11 祛眼袋针阵示意图

★ 止痛三针

· 针方（图 8–12）

督飞一针 + 大叉一针，大鱼际透劳宫一针。

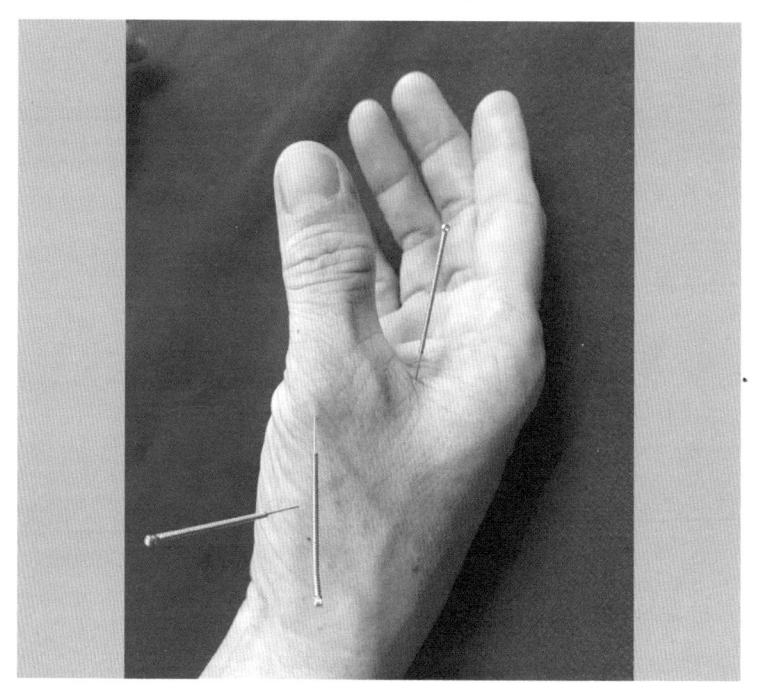

图 8–12 止痛三针针阵示意图

· 方解

督飞一针 + 大叉一针构成一个小周天，阴阳和合、一气周流，再加上大鱼际一针开全身关节，力量强大。

· 适用范围

三针并用治全身疼痛不适，特别是关节疼痛。

· 补充说明

另有一组止痛三针。

① 大鱼际鼎三针。

② 手背 2 叉与 2 门连线中点向掌心方向一穴三针垂直刺入，叫筋膜止痛三针。

③ 曲池穴下 3 寸贴骨取穴，一穴三针，垂直刺叫筋骨痛三针。

★ 调气三针

· 针方（图 8-13）

① 督飞一针。

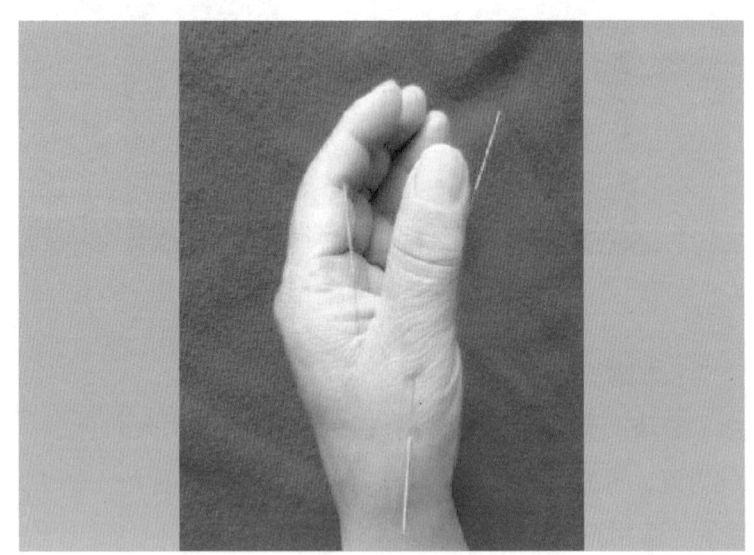

图 8-13　调气三针针阵示意图

② 大叉一针。

③ 外脉一针。

· **方解**

调气三针是止痛三针的改良版，止痛效果小于止痛三针，调气效果好于止痛三针，在周天的基础上加以"龙"袍，让虚亢的火慢慢降温，让浮躁的心平静下来。

· **适用范围**

气机紊乱，周身不适的症状皆适用此针。

此针还有醒酒、解酒后头痛之功效。

★ 止咳三针

· **针方（图 8-14）**

① 督飞一针。

② 鱼际向劳宫一针。

③ 示指螺纹中央一针刺入抵骨。

· **方解**

升阳散寒，止痛镇咳，喉轮调节喉部的能量输出。

· **适用范围**

咳嗽、气喘、咳嗽引起的肺气不畅等。止咳先调气机，肺长期出现问题，是阳不足，需向五脏来求，向督脉来求，阳气升起，肺寒祛除，咳嗽即可治愈。

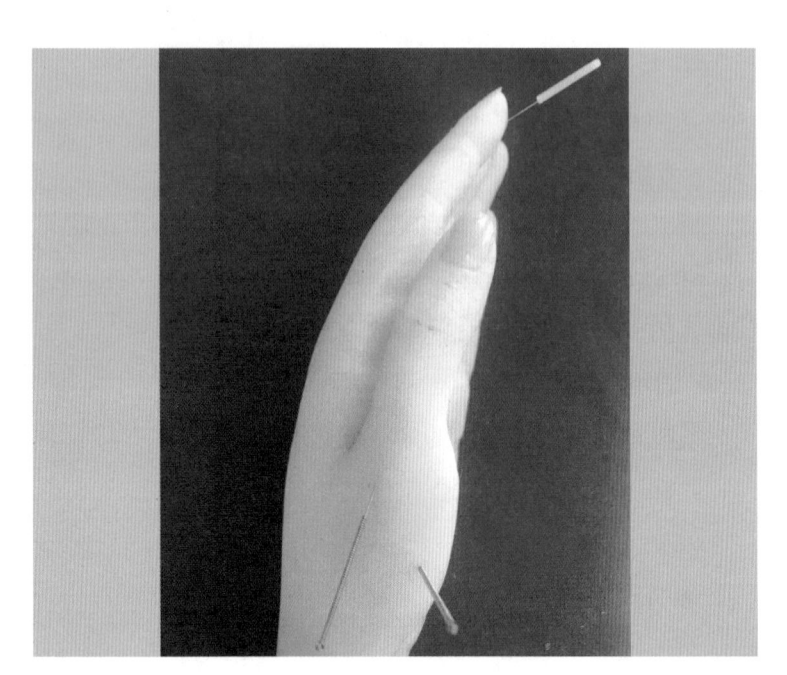

图 8-14　止咳三针针阵示意图

★ 腰骶三针及腰骶循阳针

· 针方（图 8-15）

① 拇指背掌指关节下方进针，督飞一针。

② 旁开 5 分左右各一针，针尖在掌指关节上方相聚，形成了红缨三针。

在红缨三针下方再叠加一组红缨三针构成循阳针。

· 方解

红缨三针，三阳升腾，湿邪尽散。循阳针较红缨三针效果更明显。

· 适用范围

腰骶痛。

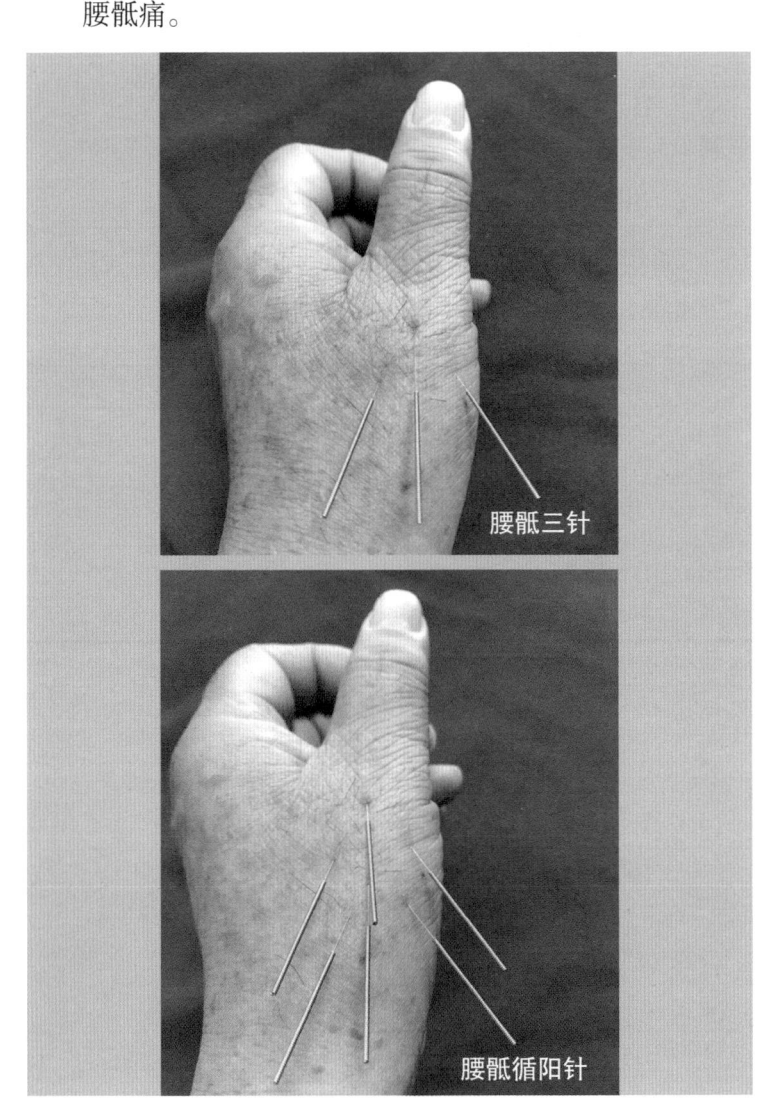

图 8-15　腰骶三针及腰骶循阳针针阵示意图

★ 手八髎

· 针方（图 8–16）

① 第一掌骨阳面上 1/3 处进针，针尖向掌指关节贴骨平刺 1.5 寸。

② 尺桡两侧各 4 针，针尖相对向腕方向斜刺。

· 适用范围

女科、男科所有疾病。

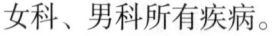

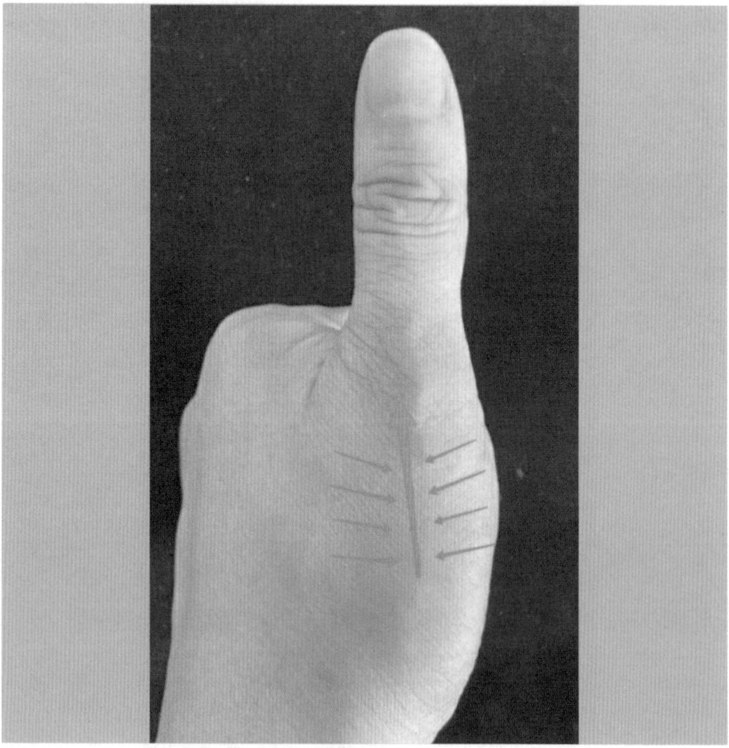

图 8–16　手八髎进针方向示意图

★ 咽喉三针

· 针方（图 8-17）

拇指阴面末节横纹中点上方针尖向大鱼际方向 1 针。

拇指掌阴面掌指关节横纹上并排二针，针尖向大鱼际方向平刺 1 寸，三针都需要过关节横纹。

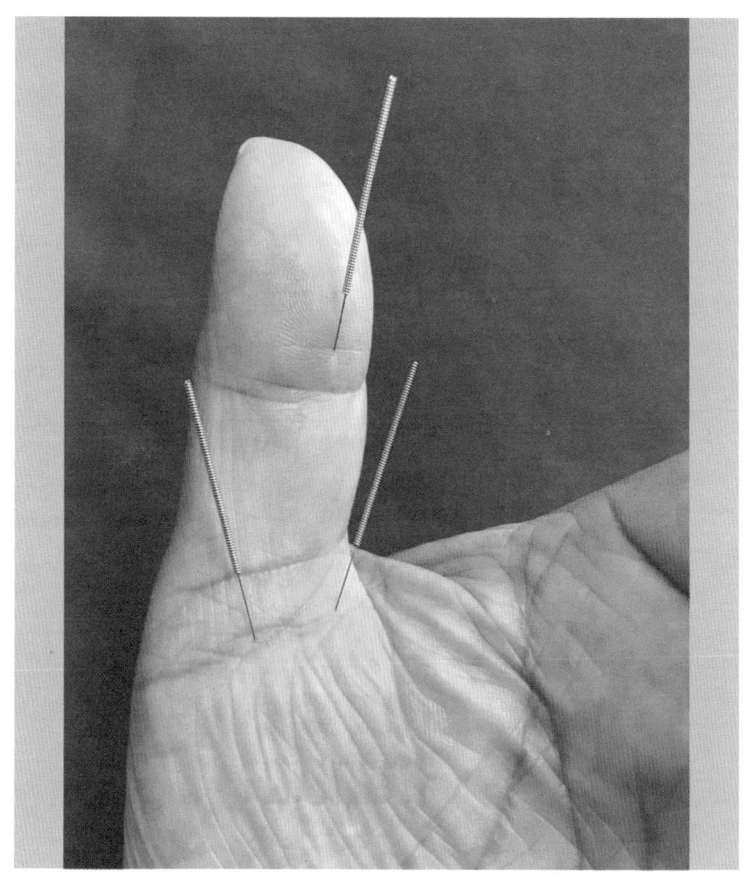

图 8-17　咽喉三针针阵示意图

· 方解

第 1 针位置相当于第一套躯干系统的咽喉。第 2、3 针位置相当于第二套躯干系统的咽喉，两套躯干系统联合使用，构思巧妙，效果更好。

· 适用范围

咽喉颈部各种疾病。

★ 心肺三针

· 针方（图 8-18）

大鱼际向劳宫 1 针，此为第一针，左右旁开各一针贴骨进针，三针针尖都向掌心形成三倒马。

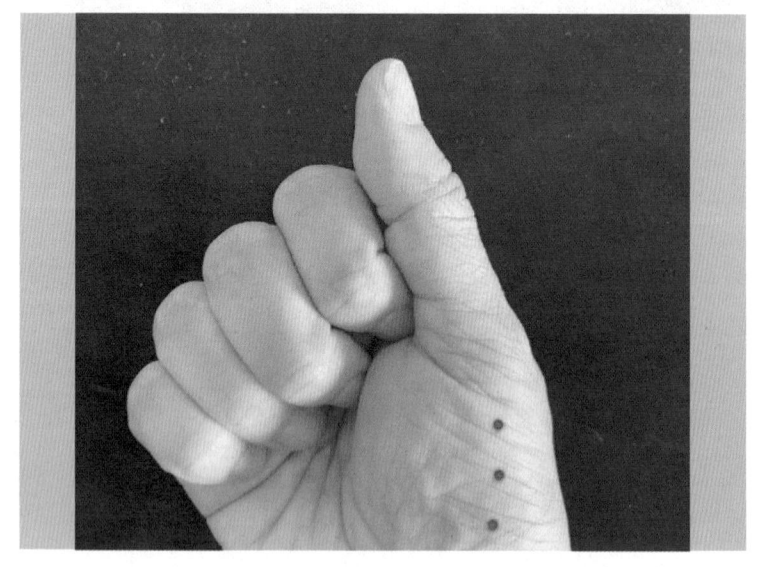

图 8-18　心肺三针针阵示意图

· 方解

大鱼际处是十二经络的肺经所过胸肺，手针全息的第二套躯干系统，这里也是胸肺。

· 适用范围

胸肺部一切问题包括咽炎咳嗽，打呼噜、肺炎、支气管炎、肺癌、肺气肿、胸闷气短、心肌供血不足、心律失常等心肺胸部一切问题都适用。如果加上一个小周天，效果更佳。

★ 八关穴（肩臂腰膝八针）

· 针方（图8-19）

手背食指、中指、无名指、小指掌指关节正中线，内外侧各五分的下二分处，共八穴，针尖向指尖方向贴骨斜刺三分。

· 方解

食指、中指为肩为上肢。无名指、小指为髋为下肢。

· 适用范围

中风半身不遂，手臂不举(特效)，腿痛(特效)，耳鸣，痿症。肩周炎最好配百会穴。

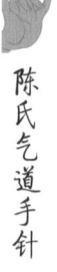
图 8-19　肩臂腰膝八针针阵示意图

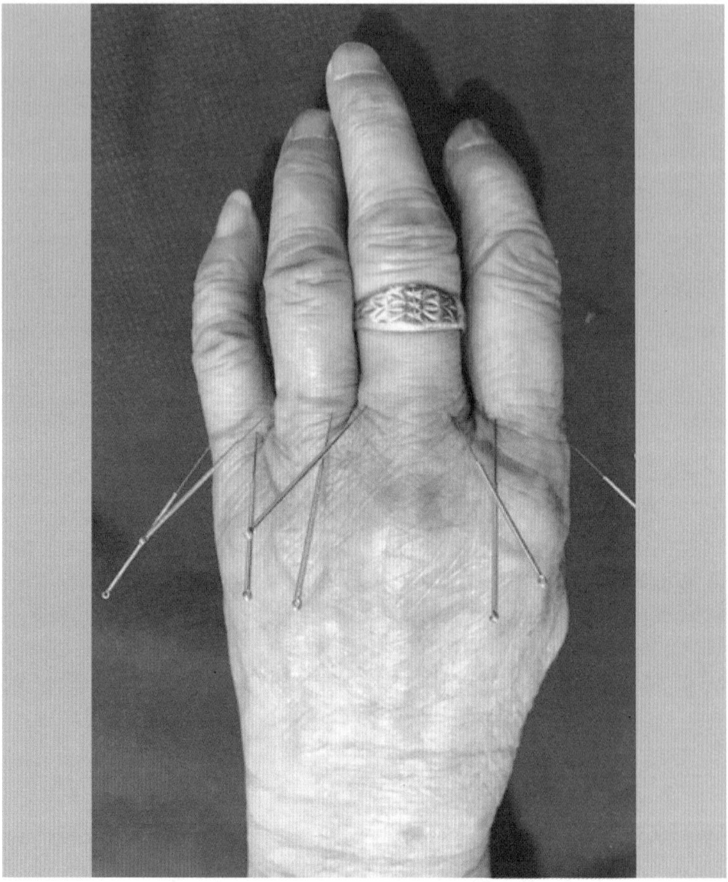

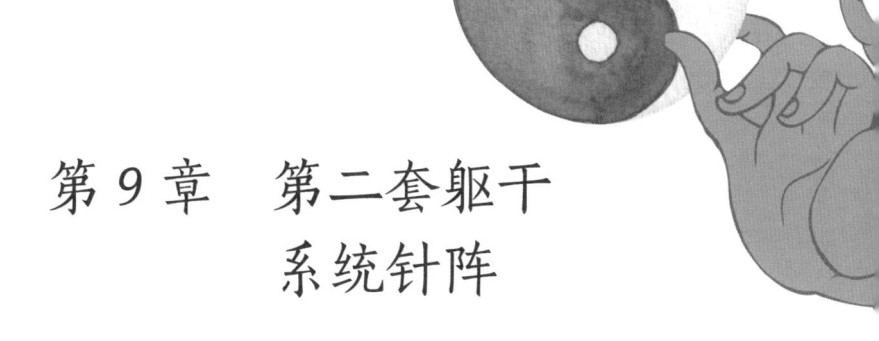

第9章 第二套躯干系统针阵

以整个拇指为头，手掌、手背为躯干阴阳面。拇指末节代表头顶，第一节阳面代表枕骨，拇指掌骨阳面代表颈椎，掌骨自上而下分别代表第1至第7颈椎。

阳面：掌骨近腕端桡侧代表大椎内，尺侧代表大椎外（新合谷）也是1门的位置；示指掌骨近腕端尺侧代表胸椎相当于2门；中指掌骨近腕端尺侧代表腰椎，腰骶点相当于3门；环指掌骨近腕端尺侧代表骶骨，骶尾点相当于4门；小手指掌骨近腕端尺侧代表尾骨。示指、中指分别代表两个上肢；环指、小指代表两个下肢，上下肢又分别分为三段，代表肩、肘、腕和胯、膝、踝。以上为阳面对应（图9-1和图9-2）。

阴面：空拳状，示指第一节代表脖颈，中指第一节代表上焦，环指第一节代表中焦，小指第一节代表下焦，各自掌骨阴面亦如此对应（图9-2）。

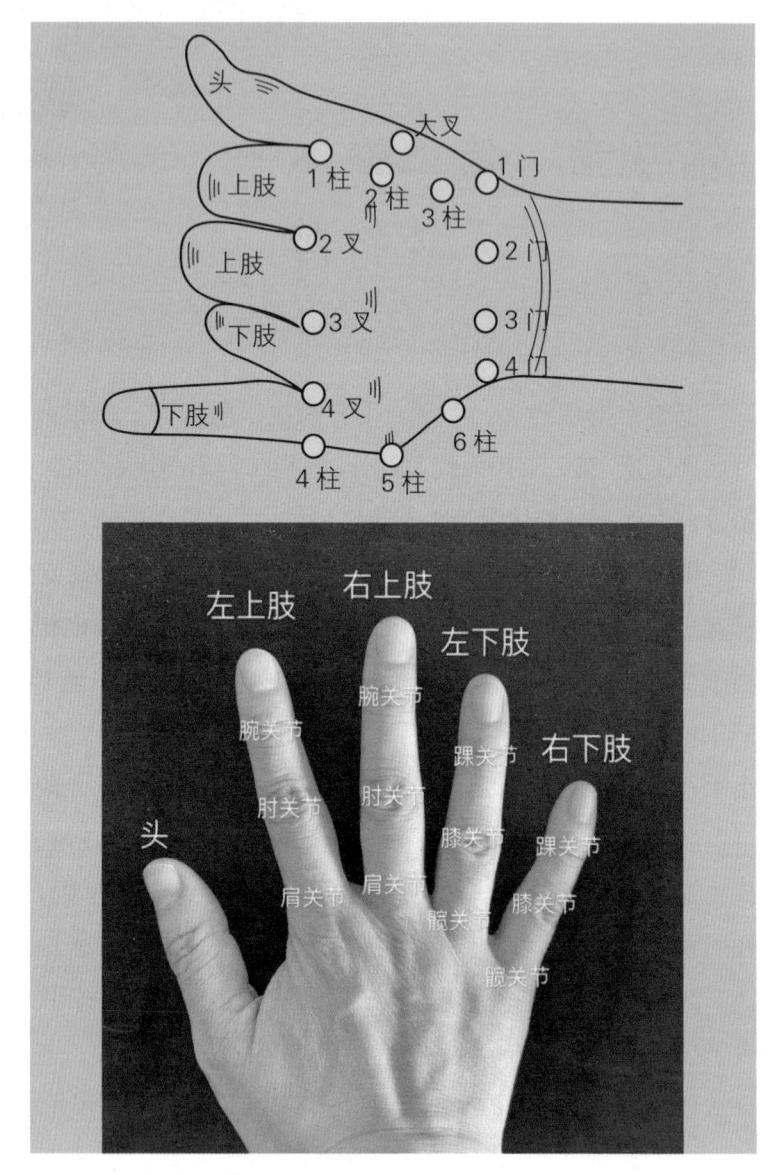

图 9-1 手阳面与躯干的对应关系

★ 手百会

·针方（图 9-2）

0.30mm×25mm 针，在相当于少商穴的位置，向拇指背中线方向斜刺，抵关节，进针 5 分即可，要求针感传到鱼际，传到腕，留针 1 小时。

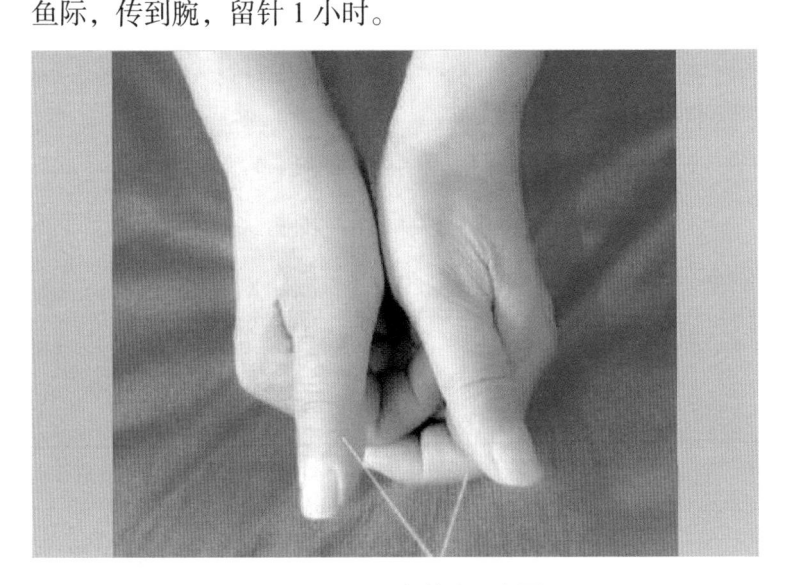

图 9-2　手百会针阵示意图

·方解

一个手指半个头，手百会具备传统百会穴的功能，另有其他功能。

·适用范围

头晕、头痛、头痒等，点到即可。如果治疗肿瘤，针刺要贴骨滑行强刺激。

★ 手哑门

·针方（图9-3）

针尖向第一掌骨顶端刺入掌指关节腔1/3～1/2，针感传到指尖。

·方解

关节腔为阳气之库，配合新合谷，可打开喉咽部排气孔，针刺双侧效果更好。

·适用范围

口舌、咽喉、声带相关病症。配督飞、百会治疗耳鸣效亦佳（单侧即可）。

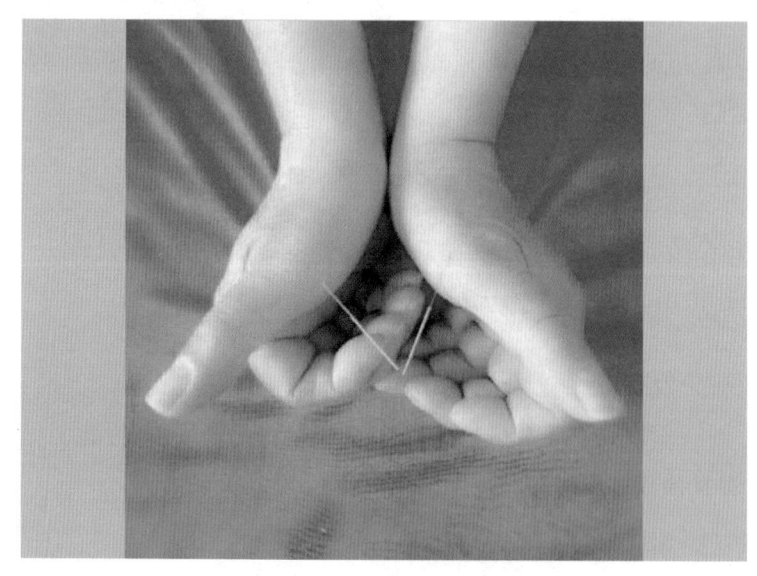

图9-3　手哑门针阵示意图

★ 大椎内、大椎外

· 针方（图 9-4）

双手拇指桡侧相并，拇指掌骨阳面近腕端赤白肉际处为大椎内，拇指掌骨与示指掌骨交叉处为大椎外，又是1门或3柱穴。

· 方解

两针针尖向第一掌骨中心线腕端对刺。

· 适用范围

治疗颈部疾病，如颈椎病等。

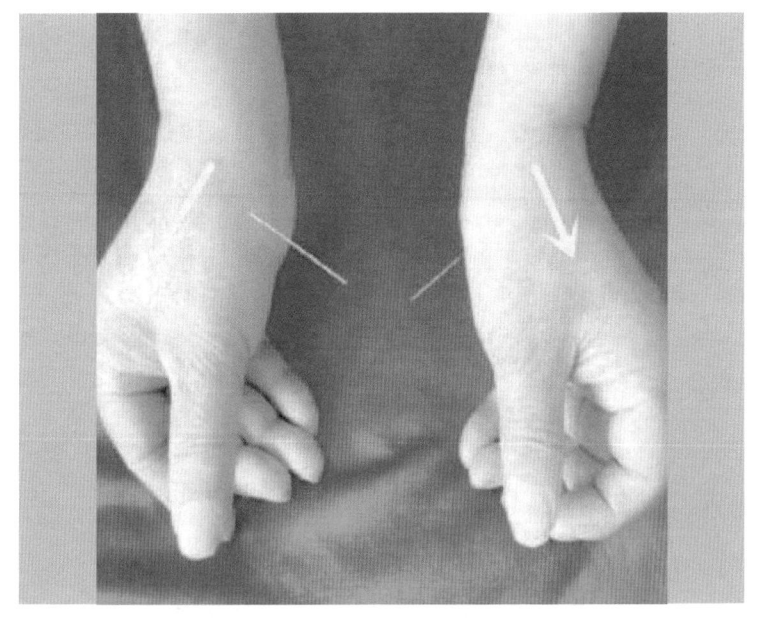

图 9-4　大椎内、大椎外针阵示意图

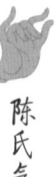

·补充说明

大椎外针尖垂直进针直达拇指、示指掌骨交叉骨缝（即1门或3柱），然后退针，调转针尖方向，向示指尖沿示指掌骨外缘贴骨进针，又称新合谷穴，为上半身的"排气通道"，临床常用。

★ 治咽四针

·针方（图9-5）

① 中指掌面第一节与第二节中线,向指尖方向各一针。

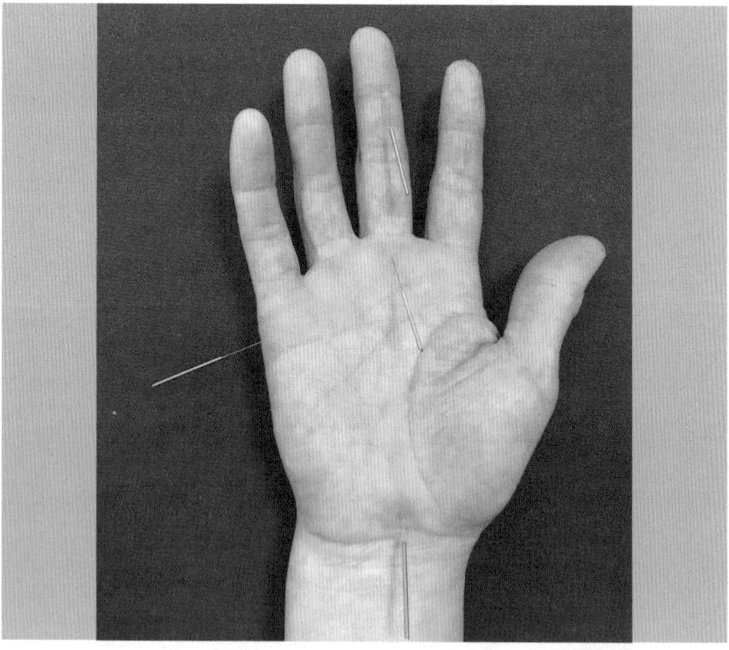

图9-5　治咽四针针阵示意图

② 大陵透劳宫一针。

③ 4 柱穴 (后溪) 透劳宫一针。

· 针解

中指两针打通中焦、上焦，大陵、4 柱两针打通下焦。咽喉相关病症虽然病在肺脏，但肺气不宣、阴邪不化，往往是阳气不足，阳不能化气，这又与心、肝、脾、肾四脏有关。此针方三焦同调，等于打通中脉，不治咽而咽自利。

· 适用范围

咳嗽痰多，喉咽不利等咽喉相关病症。

★ 咽喉五针

· 针方（图 9-6）

此针方为止咳止鼾三针的加强方。

· 方解

在咽喉三针的基础上加督飞和任通，先通气机再宣肺气，咽喉疾病可除。无论咳嗽、鼾病或咽喉不利，都离不开气机升降失常，只需恢复气机升降周流即可，督飞升督脉，任通降任脉，阳升阴降气机通畅，配合咽喉三针，整体局部巧对应，疗效更佳。

· 适用范围

上呼吸道相关病症。

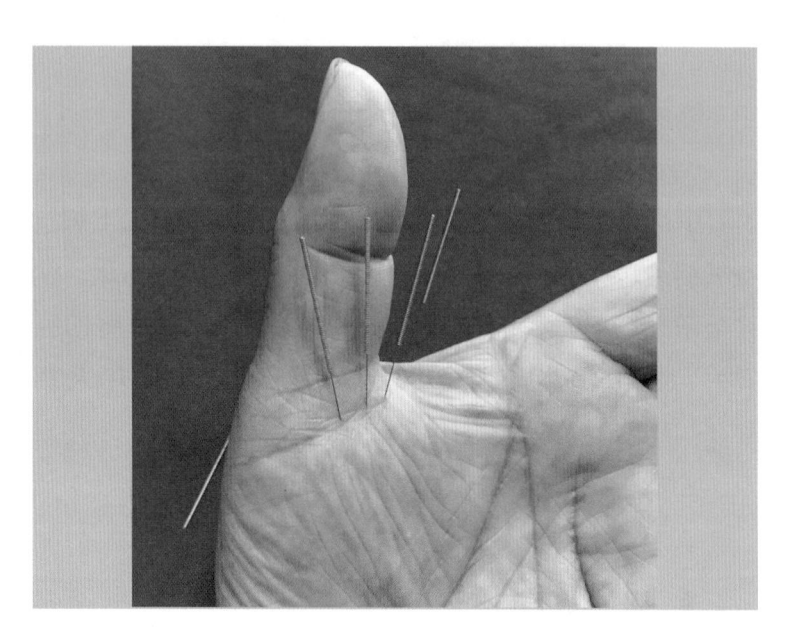

图 9-6　咽喉五针针阵示意图

★ 甲状腺二针

· 针方（图 9-7）

① 督飞一针。

② 示指第一节中线上部向掌指关节方向呈 45° 斜刺一针。

· 方解

督飞一针引阳气升腾以化湿邪，示指第一节阴面为颈项，示指向掌一针直抵颈项直达病灶。一升一降，整体局部巧设计。

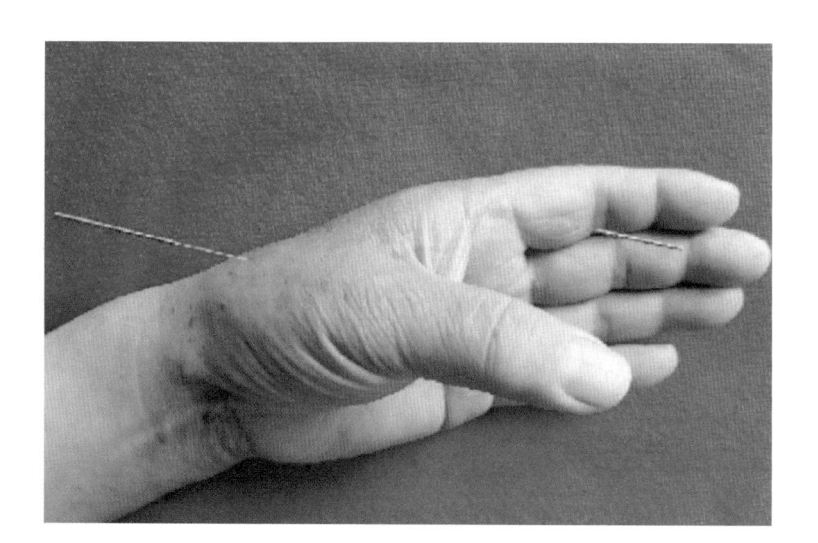

图9-7　甲状腺二针针阵示意图

·适用范围

甲状腺功能亢进，甲状腺功能减退，桥本甲状腺炎，甲状腺肿瘤、结节等。

★ 甲状腺三针、四针

·针方（图9-8）

① 督飞一针。

② 大椎外一针（1门，也是3柱）。

③ 大椎内一针。食指一节阴面正中向掌心1针，就变成了甲状腺四针，效果更好。

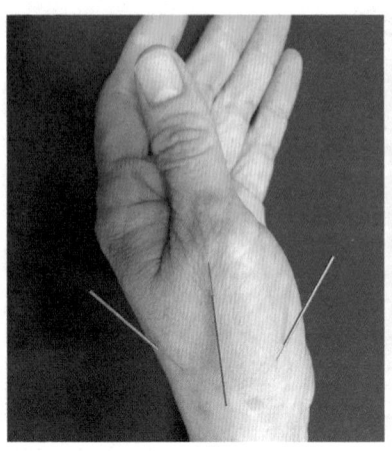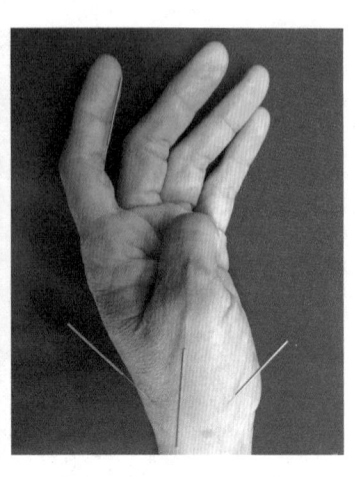

图 9-8　甲状腺三针、四针针阵示意图

· 方解

督飞一针达通督脉引阳上升以化湿邪，大椎内外各一针对应颈项局部，第一掌骨近腕端相当于大椎位置，从大椎双侧进针，相对针刺，局部整体巧对应。

· 适用范围

甲状腺相关病症。

★ 肩三针

· 针方（图 9-9）

第一针从示指螺纹进针，第二针从商阳穴进针，第三针沿示指桡侧面进针，三针针尖在指腹桡侧面交汇形成"鼎三针"。

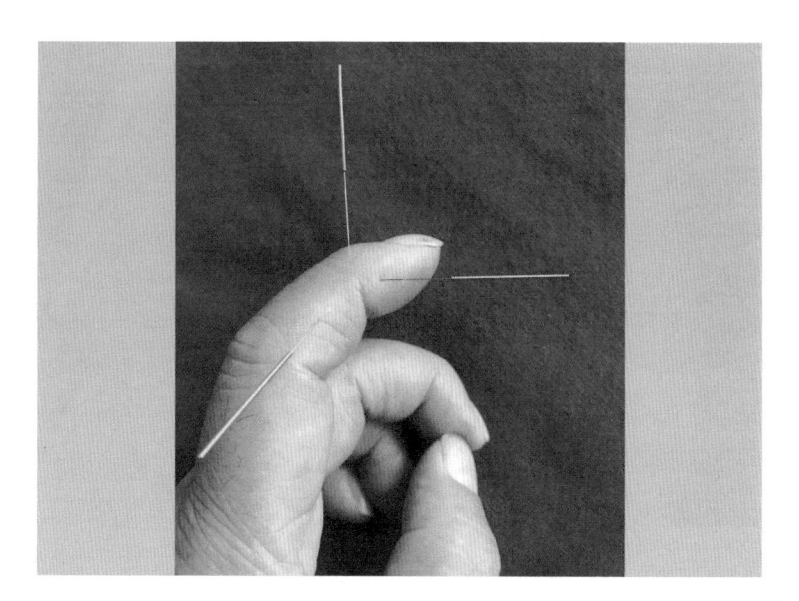

图9-9 肩三针针阵示意图

·方解

每个指头都可视为头。这一针对应，想到喉轮旁边是肩，效果灵验。

·适用范围

肩颈部相关病症。

★ 面鼻三针

·针方（图9-10）

① 督飞一针过拇指第一、二节横纹即可。

② 传统少商、老商穴呈45° 相对刺，针尖直抵拇指关节，形成"鼎三针"。

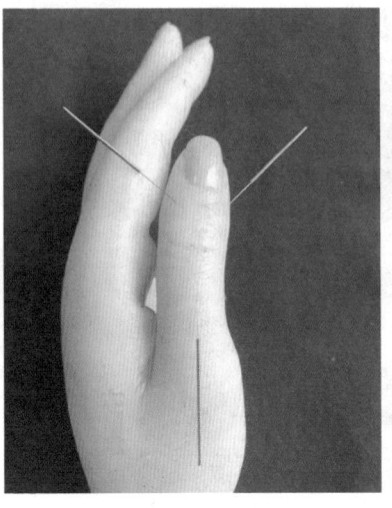 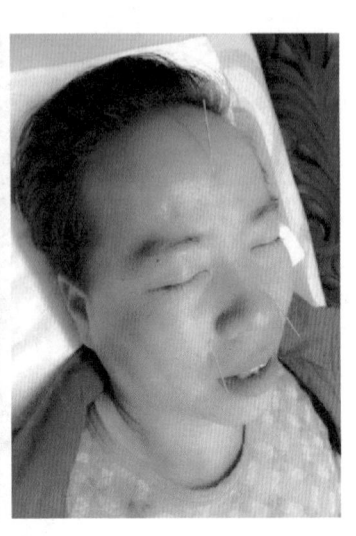

图9-10 面鼻三针针阵示意图

从头顶方向看面部，鼻三针结构与手三针针阵相同。

· 方解

三针在手颈椎位置即风府穴处形成鼎三针，少商、老商两穴相对相当于项部左右风池穴，督飞相当于颈1～7。三针成鼎的力量强大，阳盛阴衰，寒邪自退。

· 适用范围

鼻面部相关病症。

★ 上焦二针

· 针方（图9-11）

① 中指第一节指腹偏左向上一针。

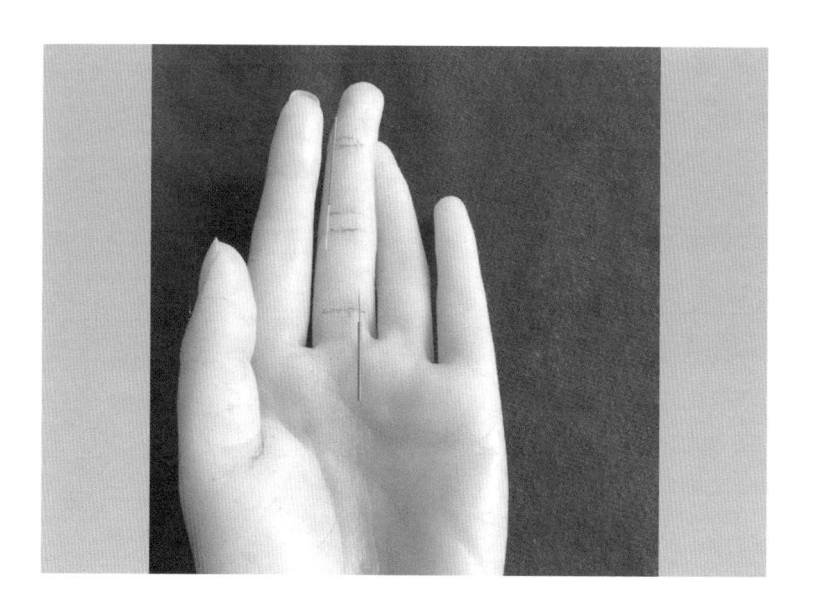

图 9-11　上焦二针针阵示意图

② 中指第一节指腹偏右向下一针。

· 方解

中指代表上焦，左右两针，一上一下、一阳一阴、一升一降，造成一个气机循环的格局，阴阳和合转太极，上焦可通。

· 适用范围

心、肺及胸部相关病症，对乳房胀痛亦有很好的效果。

★ 三焦小针

· 针方（图 9-12）

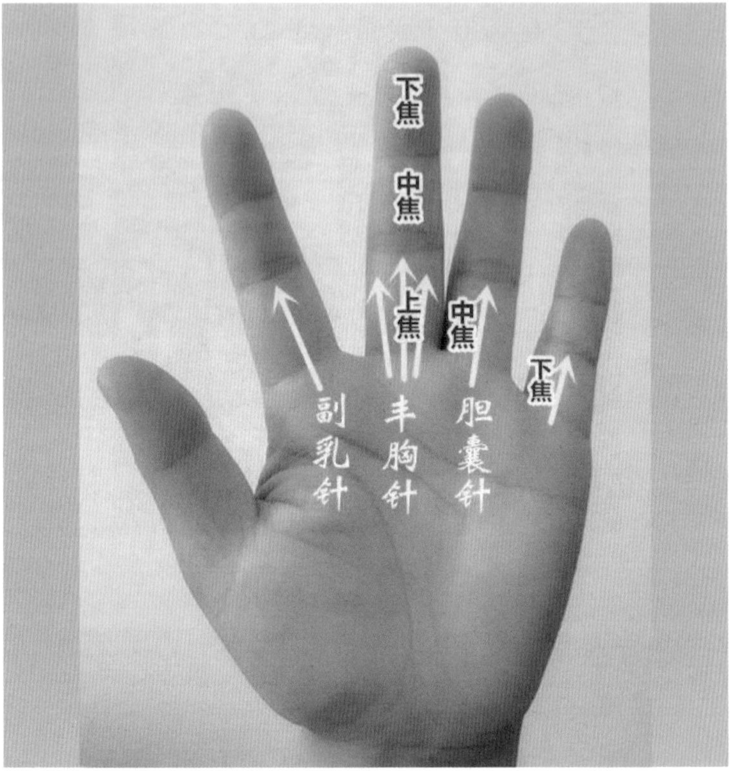

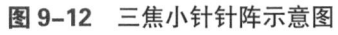

图 9-12　三焦小针针阵示意图

① 上焦：中指第一节向指尖一针。

② 中焦：中指第二节向指尖一针。

③ 下焦：中指第三节 (末节) 向指尖一针。

④ 或者中指、环指、小指第一节中间向指尖各一针。

⑤ 副乳针：示指掌面第一节尺侧一针向指尖方向不过

关节，相当于刺到腋下。

⑥ 丰胸针：一针三刺。中指第一节掌面中线向尺侧、桡侧和指尖方向各刺一针，不过关节。留针 1 小时。

⑦ 胆囊针：环指第一节掌面尺侧向指尖一针，不过关节。

· **方解**

① 两种三焦对应针方可交替使用效果相同。

② 亦可在各焦上布两针。一上一下，构成一个回环针。

③ 亦可配合其他针方使用，随机而变。

④ 副乳针，相当于腋窝对应，可配合治疗乳腺肿块针法使用。

⑤ 丰胸针，一针三刺、从中指第一节掌面中线下方进针，先针尖向尺侧刺，然后退针转向桡侧刺，再退出来向中间刺，最后留针 1 小时。

· **适用范围**

配合其他针方使用。

★ 心经三针、心五针

· **针方（图 9–13）**

1. 心经三针针方

小指第一、二、三节掌面中点进针，针尖斜向掌抵骨各一针。配内关更效。

2. 心五针针方

① 心经三针。

② 神门透郄门一针。

③ 大鱼际一针,针尖由鱼际近腕处刺向示指指尖方向。

·方解

传统穴位,手少阴心经所过。再加大鱼际向上一针调气。

·适用范围

心脏相关病症。

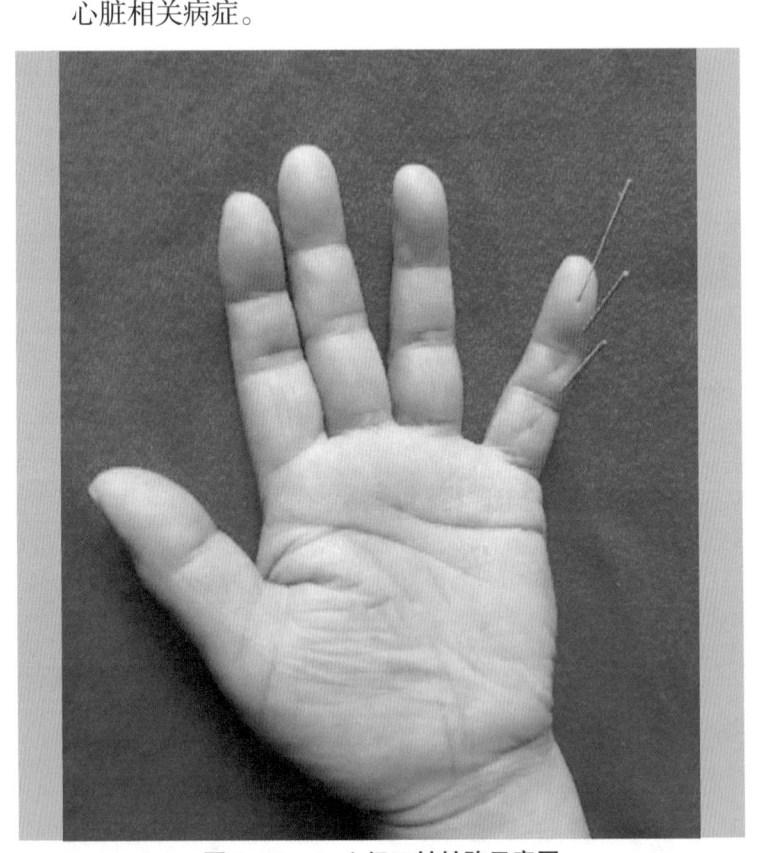

图 9-13　A. 心经三针针阵示意图

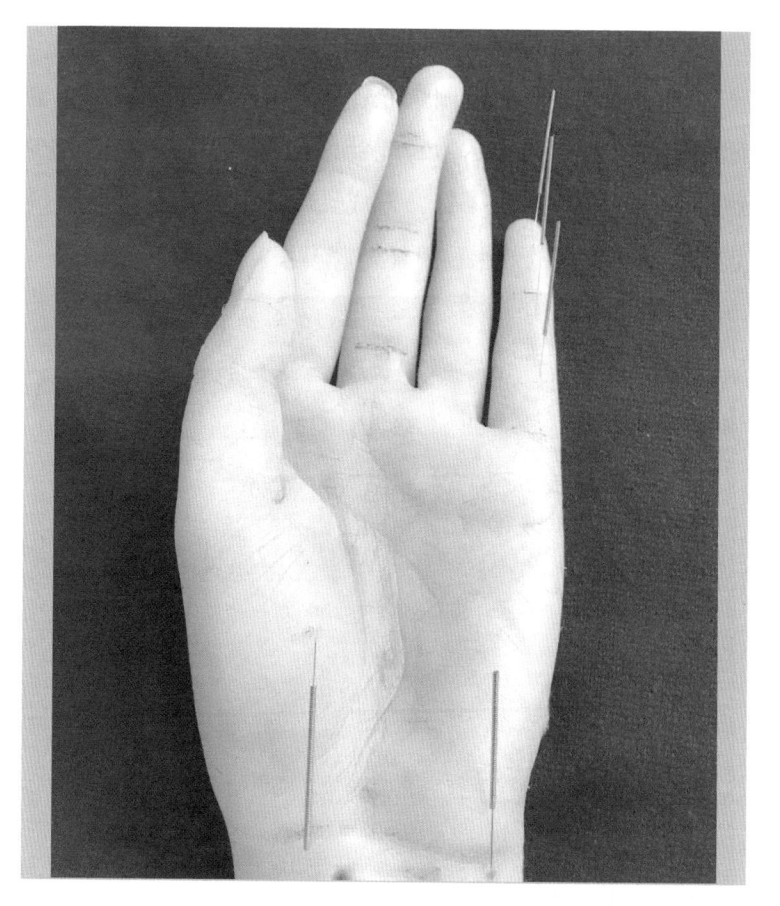

图 9–13 B. 心经五针针阵示意图

★ 大陵三针

· 针方（图 9–14）

① 从大陵穴平刺，一针透劳宫。

② 左右旁开 0.5 寸针尖斜向第一针针尖形成红缨三针。

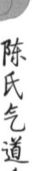
· 方解

大陵三针，阴中求阳。此针所对应部位是会阴部，会阴部阳气升起，阴霾尽散，此针可打通下焦和任脉流经少腹的部位，左右各加1针，形成红缨相并。本针法有行气止痛、活血化瘀的效果，且能健脾升清。

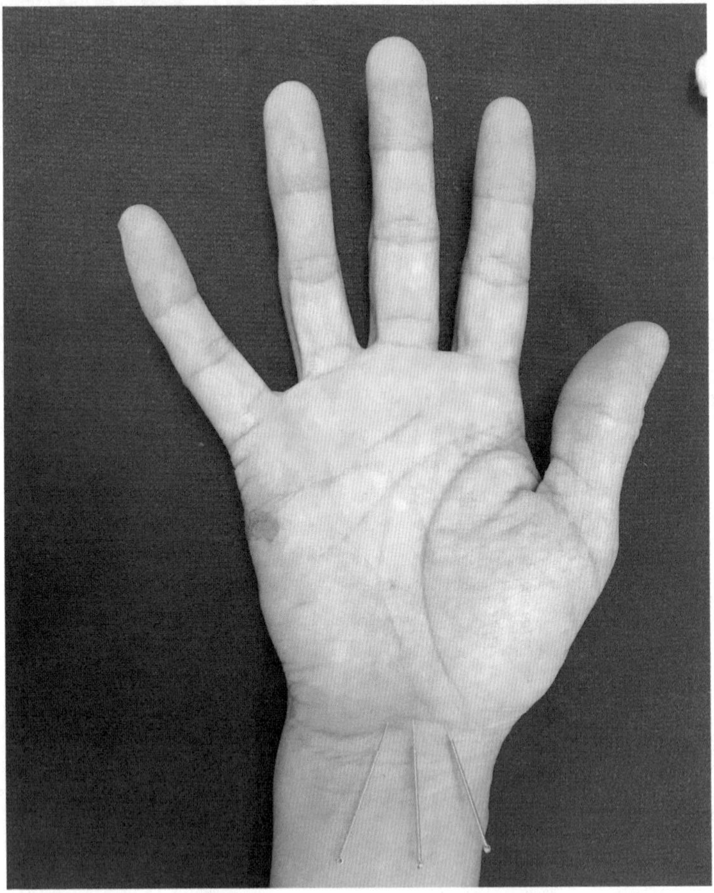

图 9-14　大陵三针针阵示意图

· 适用范围

男科、妇科、肛肠、会阴部等病症。对于小腹拘急、阴邪填塞，腹痛、腹胀、腹泻等均有很好效果。特别对于小腹部胀满、痛经，有针入痛止之效。

· 附方

治疗前列腺及一切妇科疾病组合方：大鱼际透劳宫；大陵透劳宫；4 叉透劳宫。

单手三针或四针、隔天交替。

① 小周天 (督飞 + 大叉)。

② 小明月（拇指掌面根部，掌指横纹向拇指第一节指腹一针）。

③ 大陵。

此组合可疏泻下部湿热、郁结之气机，促进清气上升、浊气下降。

★ 乳腺围刺

· 针法（图 9-15）

① 一针直刺法：中指第一节掌面正中或一针向上或一针向下。

② 回环针法：两针对刺，稍有间距一上一下。

③ 三针法：实际为一针三刺法，从中指第一节掌面掌指关节横纹上方进针，先斜向尺侧刺、捻针 10 次，后退针

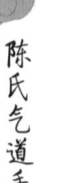

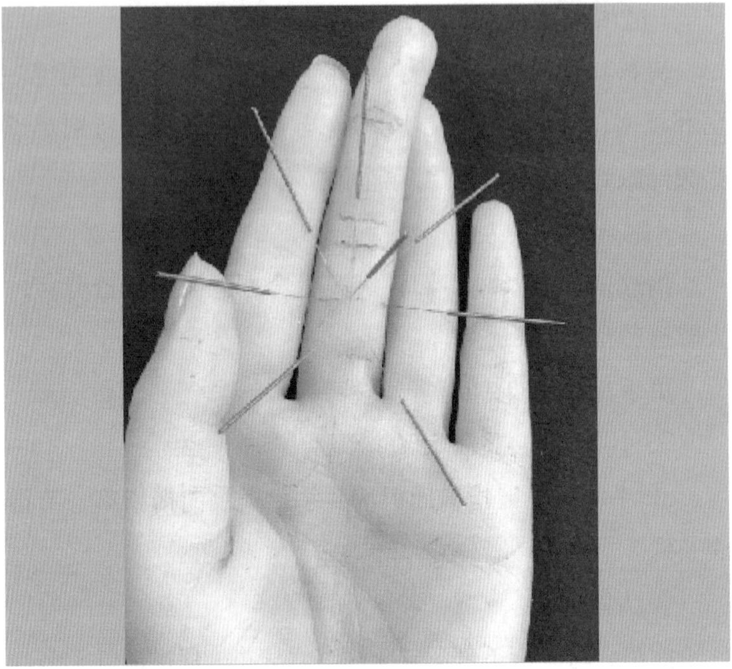

图 9-15 乳腺围刺针阵示意图

至皮下掉转针尖再向桡侧贴骨进针，向指尖方向刺，捻针10次，再退针至皮下，再改在正中贴骨向指尖方向刺，最后一针留针1小时。

④ 围刺：可五针围刺可七针围刺也可九针围刺。第五针、第七针或第九针都是垂直抵骨。

·针解

中指第一节掌面对应上焦是乳房的位置，右手对应右乳房，左手对应左乳房，针刺时对应关系一定找准方向才有效。

· 适用范围

乳腺相关病症，一针三刺适用于丰胸。

· 乳腺针法详解

★ 腹胀六针（双手）

· 针法（图 9–16）

① 鱼际透劳宫一针。

② 大叉一针。

③ 4 叉阴面向掌一针，双手六针。

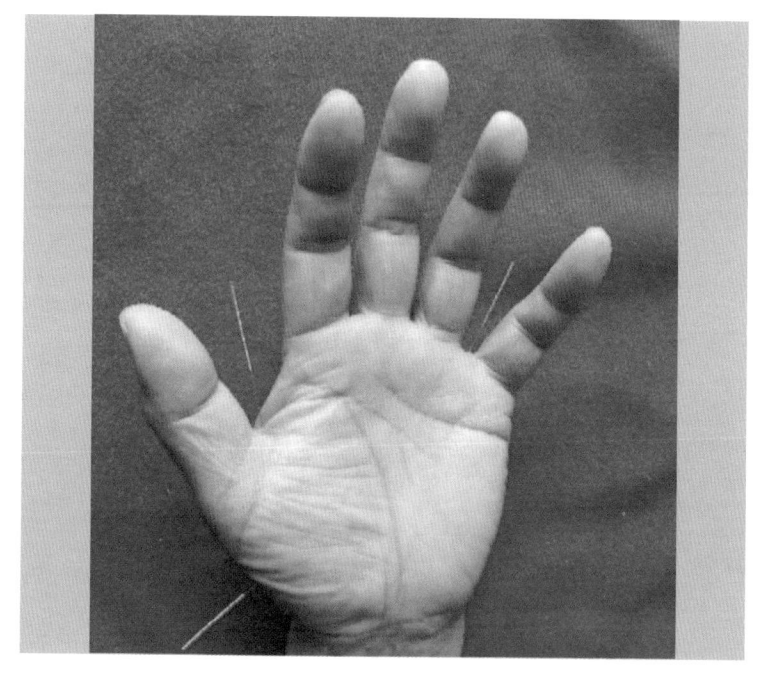

图 9–16 腹胀六针针阵示意图

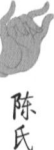

· 针解

又名腹胀小六合，属八卦针法。

· 适用范围

调中健脾，疏肝合胃，升清降浊，调理胃肠。

★ 感冒小六合

· 针法（图 9-17）

① 鱼际鼎三针单手掌面。

② 1 门透劳宫。

③ 示指第一节向掌一针（过关节横纹）。

④ 4 柱透劳宫。

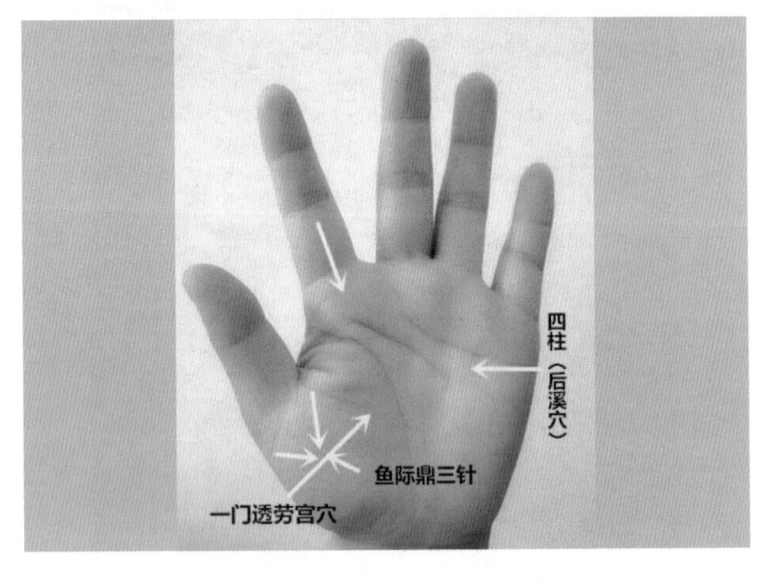

四柱（后溪穴）

鱼际鼎三针

一门透劳宫穴

图 9-17　感冒小六合针针阵示意图

· 方解

属于八卦针法。

· 适用范围

感冒初起。

★ 手阴面周天循环针

· 针法（图 9-18）

① 乾坤针（大太极）：手掌大鱼际、小鱼际最高点垂直进针抵骨各一针。

② 拇指侧面循环针（小太极）：拇指指背，第一节左右两侧赤白肉际处，一上一下各一针，不须过关节。可增强头面部气机循环。

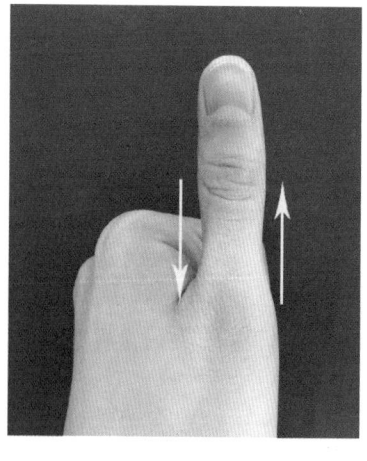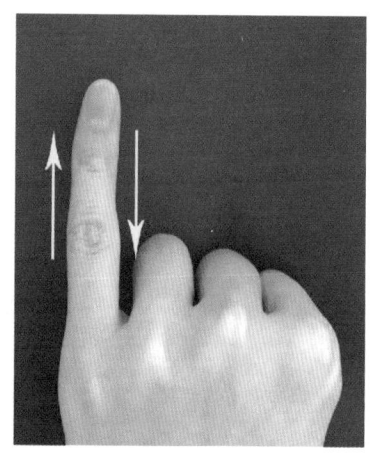

图 9-18 手阴面周天循环针针阵示意图

③ 小指侧面循环针：小指背面左右两侧，一上一下各一针，可以过关节。对应心脏，造成气机循环，治疗心脏病。

· 方解

乾坤针（大太极）一上一下做回环；也可以两升（升压）两降（降压）；拇指侧面为头（小太极）；小指侧面为心。

· 适用范围

乾坤针可增强全身气机循环力量；可以降压，治疗头晕、头痛。

★ 四门针

· 针法（图 9-19）

① 第一针：天门穴（1 门），第一、二掌骨基底前凹陷处。

② 第二针：合门穴（2 门），第二、三掌骨基底前凹陷处。

③ 第三针：人门穴（3 门），第三、四掌骨基底前凹陷处。

④ 第四针：地门穴（4 门），第四、五掌骨基底前凹陷处。

· 方解

此四门穴可提升阳气。天门穴对应脑、心、肺；合门穴对应上肢、胸腔；人门穴对应脾、胃、肝、胆；地门穴对应盆腔、下肢。针后若无明显变化，可用灸法。

· 适用范围

阳气不足导致的头脑昏沉，四肢乏力、冷痛，腰腹部冷痛、畏寒。

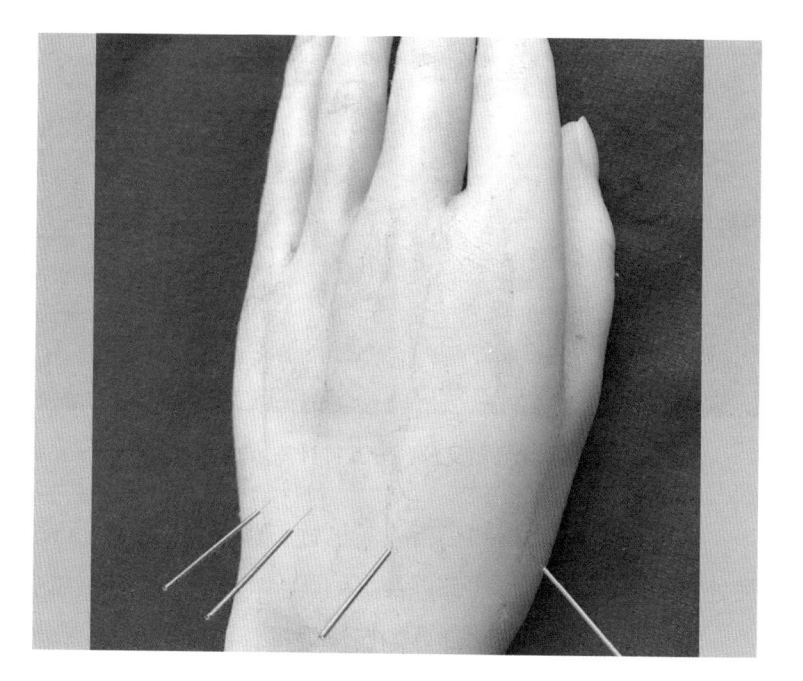

图 9-19　四门针针阵示意图

★ 四叉针、五叉针

· 针法（图 9-20）

① 第一针：大叉 1 针，2 寸针沿示指掌骨从"虎口"刺至 3 柱穴 (1 门穴)。

② 第二针：示指和中指缝 2 叉进针，刺至示指与中指骨叉处。

③ 第三针：中指和环指 3 叉进针，刺至中指与环指骨叉处。

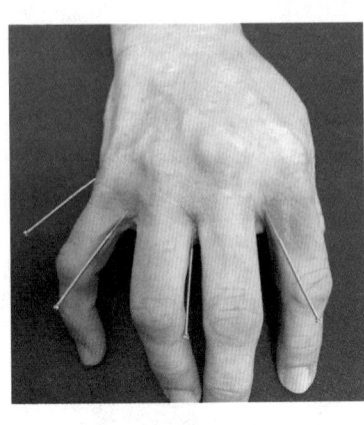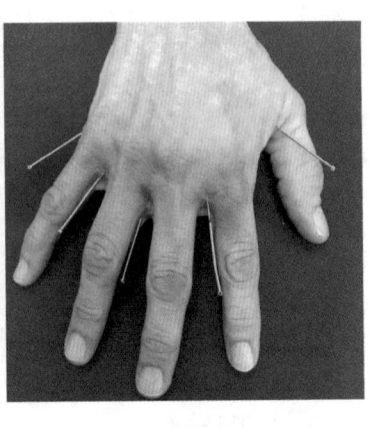

图 9-20　四叉针、五叉针针阵示意图

④ 第四针：环指和小指 4 叉进针，刺至环指和小指骨叉处。

⑤ 第五针：小指掌骨外侧后溪处进针沿掌骨外侧刺至腕骨穴。

· 方解

四叉、五叉可疏通左脉右脉中脉，三脉还可以激活五轮能量。

· 适用范围

① 对全身疼痛特别是上半身疼痛效果显著。

② 初期感冒表证，只在一手上针刺，1、2、3 叉即可。

③ 感冒后期，刺五叉。半表半里证刺在浅筋膜和深筋膜之间。

④ 颈椎问题刺第 1 叉和第 5 叉即可。

⑤ 双手全部针刺为快乐十针。

⑥ 四叉针可与四门针合用，四升四降，制造阴阳循环，调理全身气机。

★ 手阳排气回环针（上太极）

· 针方（图 9-21）

① 新合谷（即 1 门）：第一掌骨和第二掌骨骨叉处进针，抵骨叉后稍退针，调转针尖向示指贴第二掌骨外缘指尖方向滑行，针感传到示指尖。

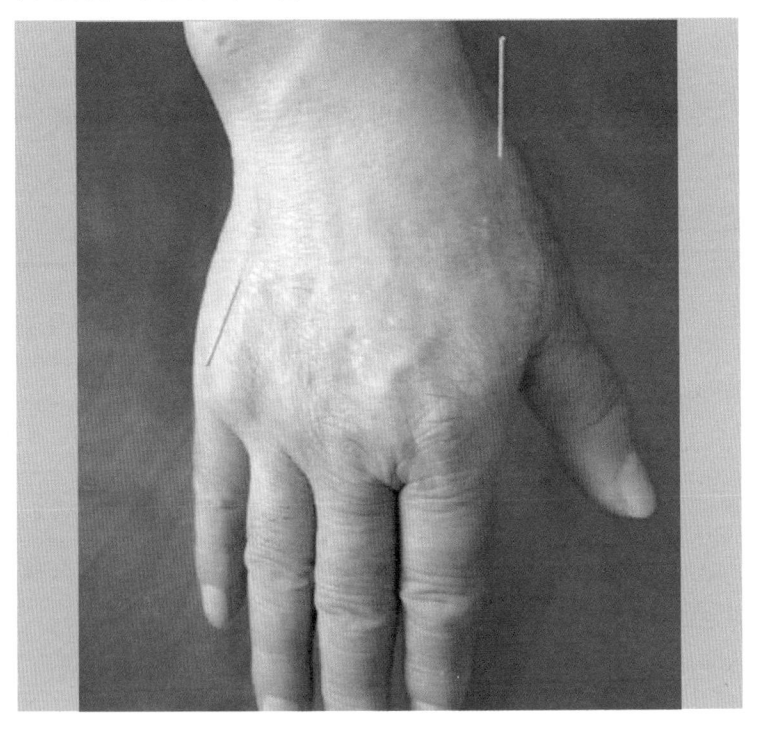

图 9-21　手阳排气回环针针阵示意图

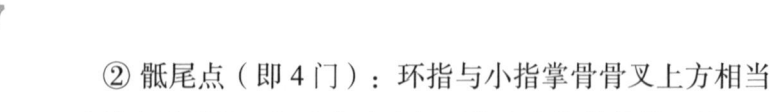

② 骶尾点（即4门）：环指与小指掌骨骨叉上方相当于中渚穴处进针，针尖向腕直抵环指和小指掌骨骨叉处。

·方解

① 新合谷（1门）又名大椎外，因针刺方向不同而叫法也不同，向示指尖方向刺就叫新合谷，这是上焦的排放口，又叫第一排放口，祛寒祛湿祛病气，可治多种疾病。对上肢或上焦疾病往往一针就可以解决问题。

②4门位置，是下焦和下肢的排放口，又叫第二排放口，对下肢、下焦疾病有效。

·适用范围

打开上下两个排放口，可祛除全身寒湿毒气。两针一上一下这又是一个太极图，可称为上太极，调一身阳气，是手针的重要周天循环针。新合谷有许多配方效果很好。

★ 手阳排气回环针变针

·针方（图9-22）

基本针方同手阳排气回环针。

·适用范围

① 头痛头晕：新合谷＋手百会，治疗剧烈头痛、头痛头晕。先针刺手百会，再刺新合谷，留针30分钟。针新合谷，示指会有冒凉气的感觉；如果示指感热胀，可在示指尖上点刺放血。

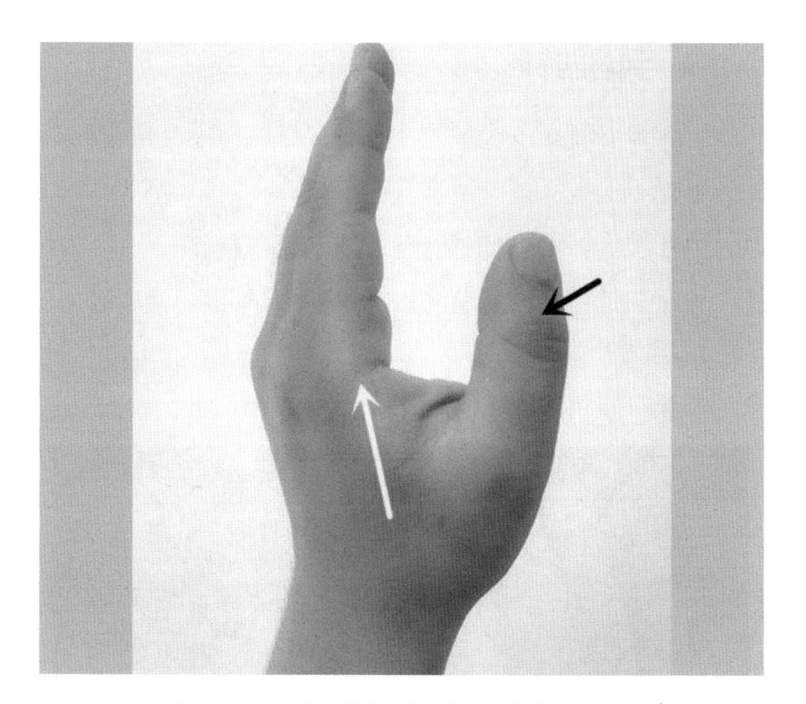

图 9-22　手阳排气回环针变针针阵示意图

② 颈椎病：新合谷 + 颈对应。颈对应，又名颈一针，即拇指掌骨阳面从掌指关节桡侧处进针，针尖向腕方向，沿赤白肉际线贴骨缓缓进针。先刺颈一针，再刺新合谷治疗颈椎病。

③ 梅核气：新合谷 + 手哑门，先刺手哑门再扎新合谷。

④ 甲状腺：新合谷 + 大椎内，先刺大推内再扎新合谷。

⑤ 牙痛：新合谷 (双侧)+ 患侧哑门穴，先刺哑门再扎新合谷。

⑥ 肩周炎：新合谷 + 患侧肩对应点 +4 叉下 (液门透中诸)。

★ 手阳四针

· 针方（图 9-23）

1. 第一天

右手二针：① 三间透合谷；② 后溪透腕谷。

左手二针：① 拇指督飞；② 4 叉下 (即液门透中渚)。

2. 第二天

交换，双手穴位互相交换。

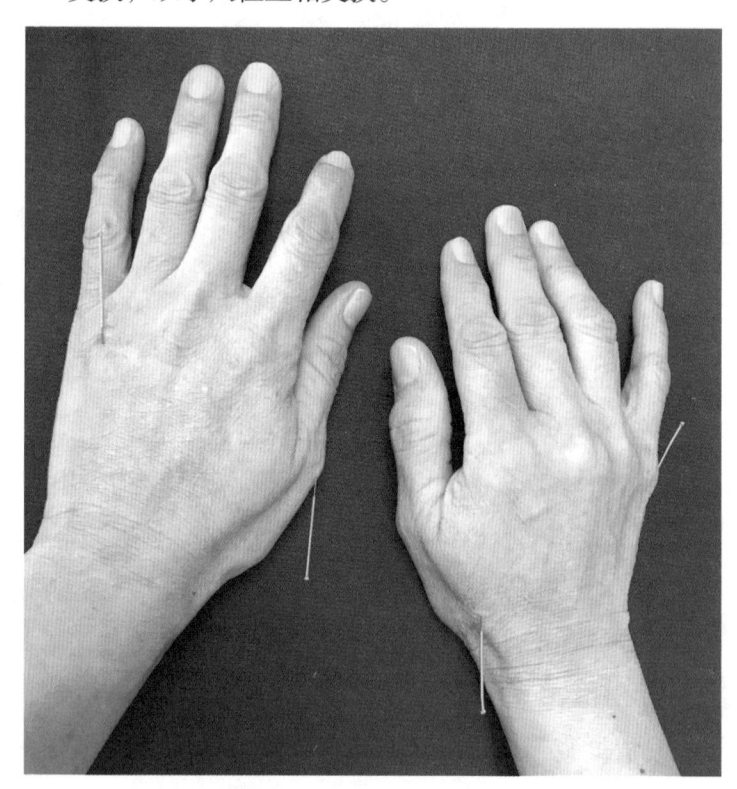

图 9-23 手阳四针针阵示意图

· 方解

本方实际上是个手阳三针加督飞一针，又是一个调气回环针。一切针阵只要造成了一个阴阳和合转太极的态势都会有强大的力量。

· 适用范围

调治全身疼痛不适，特别是上半身疾病。

对感冒、发热、头晕头痛、喉咙疼痛及颈肩不适，有非常好的治疗效果。对高血压头痛、头晕眼花、脑涨的疗效很好。可快速降压、降温，一边针刺一边拍打患者颈肩，上述诸症可立即见效，为常用针阵。

① 腰椎颈问题：手阳四针 + 腰骶点（3门）。骶尾点（4门），动气针法，配合腰、颈局部点刺放血或艾灸。

② 脑瘤、脑萎缩：手阳四针 + 新合谷 + 手百会。

③ 肚脐周围疼痛：手阳四针 + 腰骶点 + 骶尾点。

★ 下焦四针

· 针方（图9–24）

① 左右手背（阳面）腰骶点（即4门）。快速进针后，针尖向手腕方向贴环指掌骨滑行，抵骨。

② 左右手中指阴面末节尺侧赤白肉际进针，针尖向中指指尖方向贴骨滑行，针感传到中指尖。

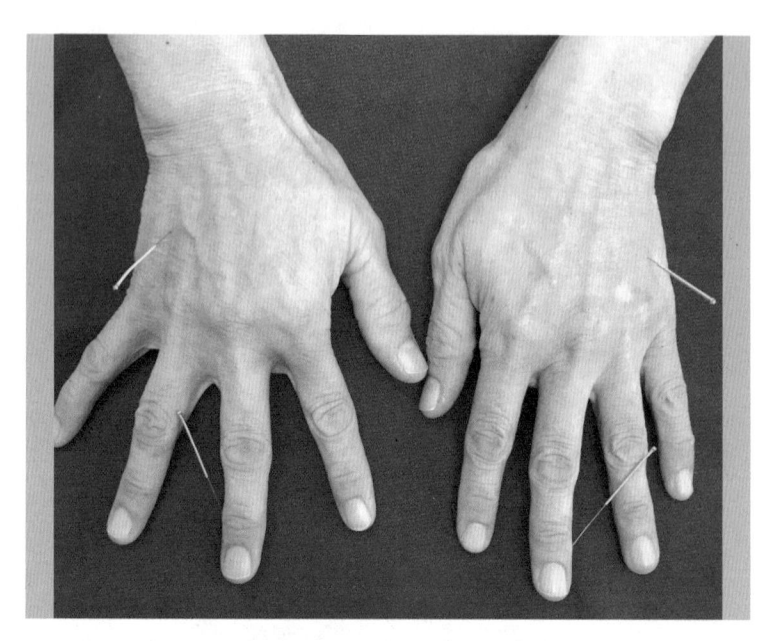

图 9-24　下焦四针针阵示意图

· 方解

腰骶点对应腰区，手阴面中指末节对应下焦。

· 适用范围

男科、妇科相关病症。

· 附

扶阳五针（少腹五针）。第一针，在中极穴位置 75mm 针。贴耻骨联合内缘直下 2.5～3 寸，然后间隔 0.5 寸左右各刺二针，共五针。

注意针感会传导至会阴部，针前先排空尿液。配合下焦四针，加强疗效。

★ 快乐五针（双手十针）

· 针方（图 9–25）

大叉、2 叉、3 叉、4 叉、4 柱向腕方向各一针。

· 方解

导湿邪下降。

· 适用范围

寒湿凝结所致的周身不适。

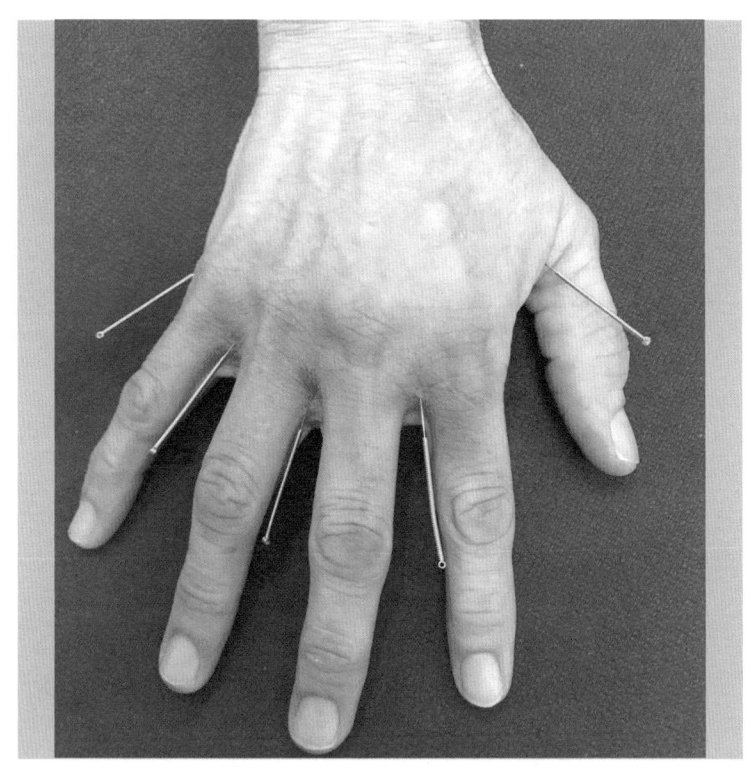

图 9–25 快乐五针针阵示意图

★ 快乐五针＋大督飞

· **针方**（图 9–26）

快乐五针＋大督飞。

· **方解**

阴中有阳，降中有升，气机更强，理念更合理。

· **适用范围**

调治寒湿凝结所致的周身不适。

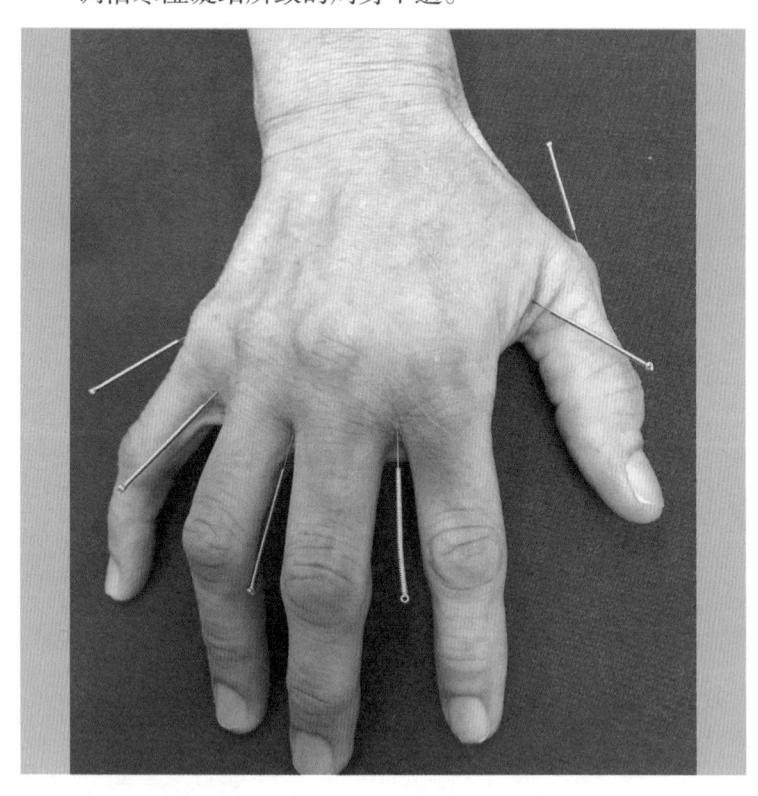

图 9-26 快乐五针＋大督飞针阵示意图

★ 肩背上肢手阳五针

· 针方（图 9–27）

小周天 + 双肩颈部拉弓射箭。

· 方解

有升有降，阴阳和合。

· 适用范围

调治上半身病症，特别是颈、肩、背部位的症状。

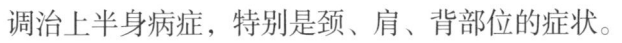

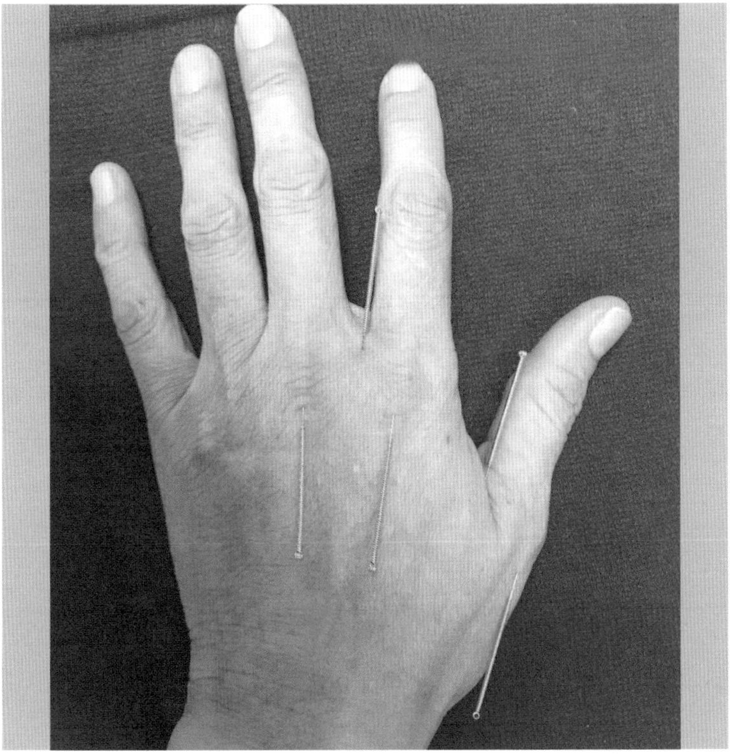

图 9-27　肩背上肢手阳五针针阵示意图

★ 腰背下肢手阳五针

·针方（图 9-28）

环指、小指类飞天 + 3、4、5 叉共五针。下肢对应部位做了两个拉弓射箭。如果再配上小周天效果更佳。

·方解

有升有降，阴阳和合。

·适用范围

腰背下肢相关病症。

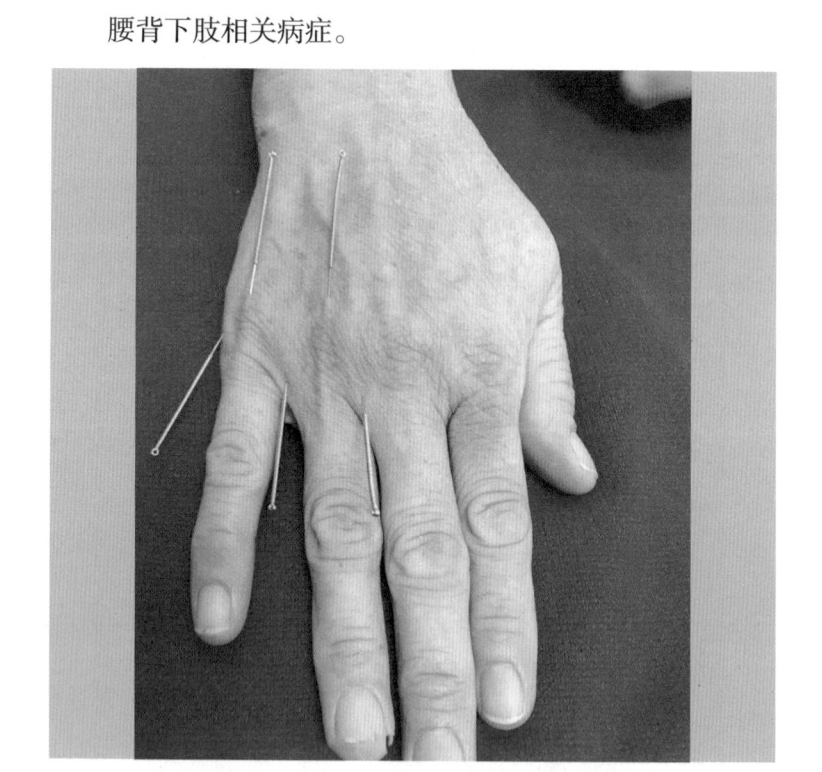

图 9-28　腰背下肢手阳五针针阵示意图

★ 手阳调气针（治瘫针）

· 针方（图 9-29）

① 左手：督飞 + 大叉穴作小周天，两上肢肩背拉弓射箭。

② 右手：双下肢对应点拉弓射箭 +4 柱透 6 柱。

· 针解

双手形成上下肢气机大循环。

· 适用范围

上下肢不利。

· 附

治瘫组合针：手阳 4 针 + 手百会（双）+ 肩、胯、肘、膝对应。

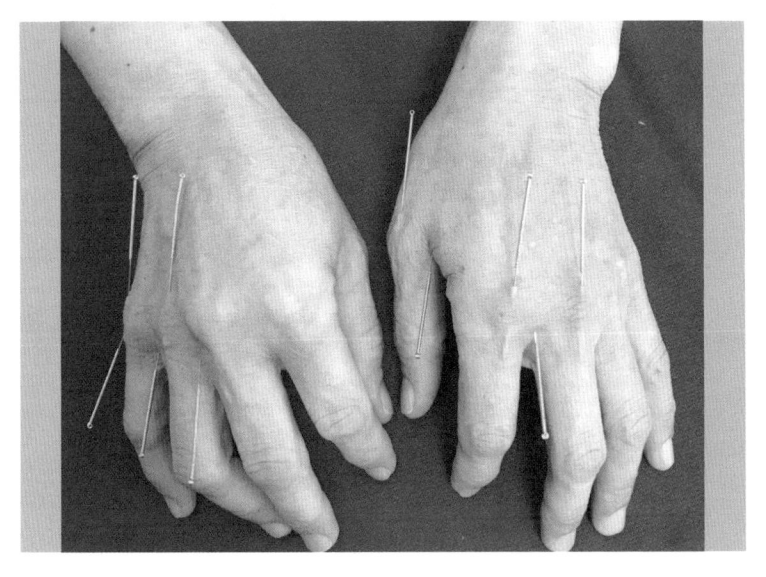

图 9-29　手阳调气针针阵示意图

★ 祛寒湿针

·针方（图 9-30）

大拇指第一节背面近掌指关节入针，针尖斜向上刺向桡侧，另一只手小指指背末节，针尖向下从尺侧斜向桡侧。男性刺右手拇指，左手小指；女性刺左手拇指，右手小指。

·方解

似盘龙针的龙头龙尾，一左一右、一上一下又是一个大循环。

·适用范围

祛一身寒气、湿气。

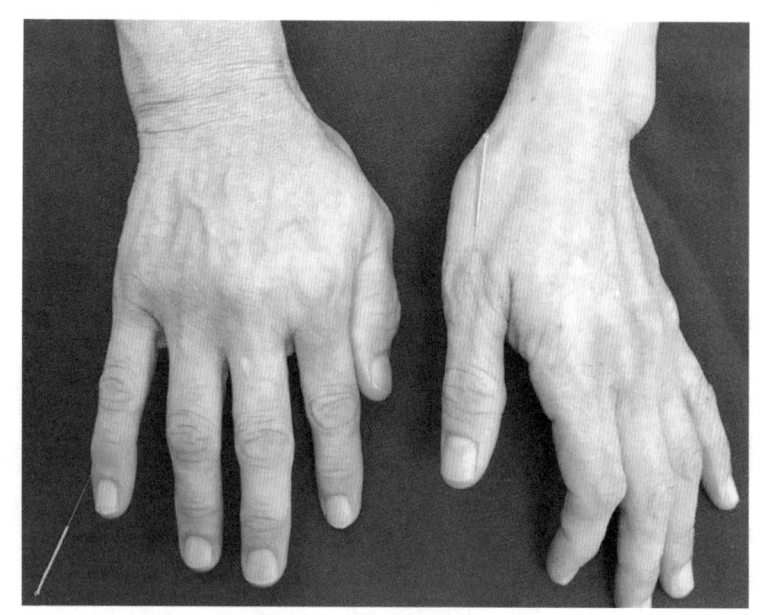

图 9-30　祛寒湿针针阵示意图

★ 救心丹

· **针方**（图 9–31）

1 门（3 柱）进针，刺向劳宫一针（3 寸针）。

· **方解**

以对应部位而言，等于从颈向心，胸闷气短心口病心绞痛一针解决，为加强疗效，可加内关透外关。

· **适用范围**

心胸一切问题，可用于急救也适用于心律不齐。

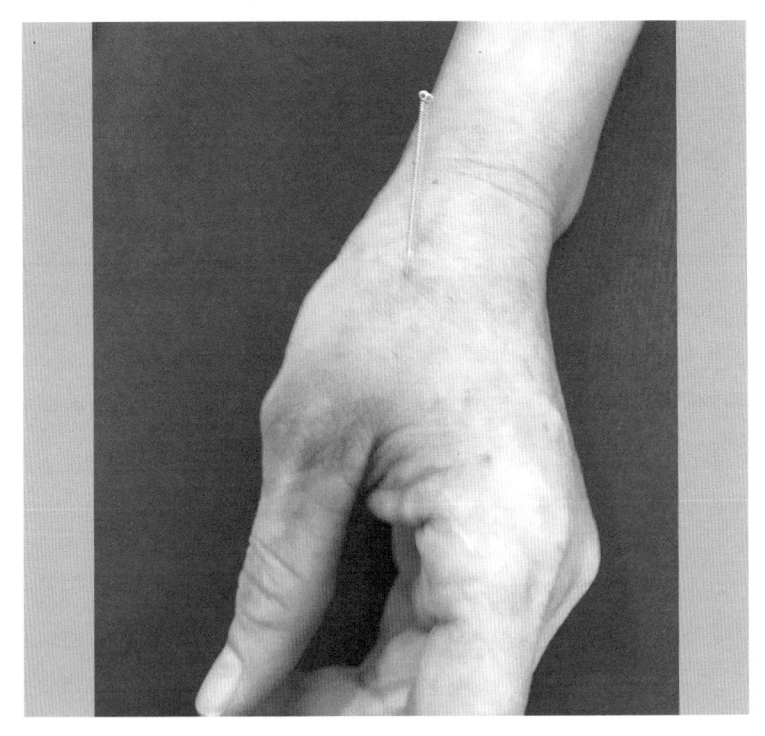

图 9–31　救心丹示意图

★ 乾坤针（大太极）

· **针方**（图 9-32）

手掌大鱼际、小鱼际最高点垂直进针抵骨各一针，也可以一上一下作回环；也可以两上（升压）两降（降压）。

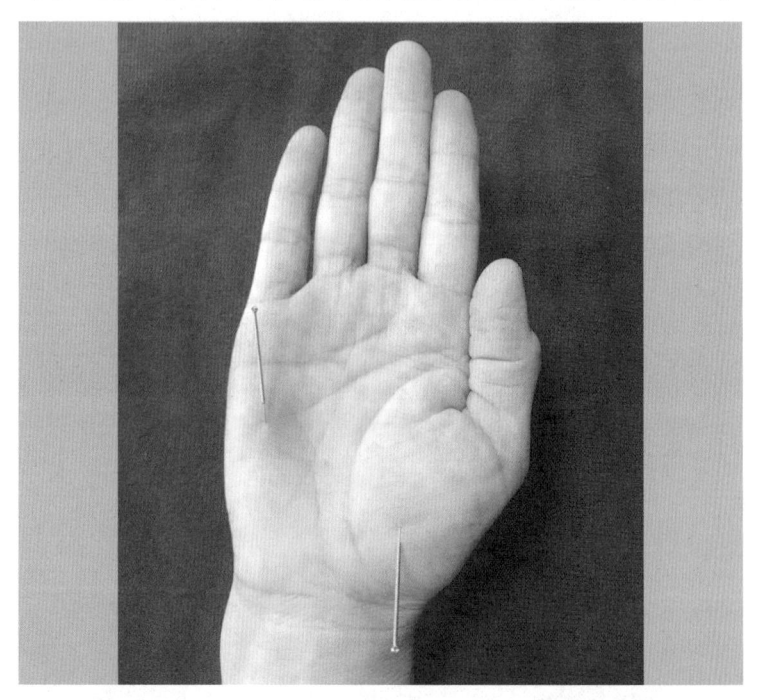

图 9-32　乾坤针示意图

· **方解**

对全身气机循环力量强大。

· **适应范围**

调整全身阴阳平衡。

126

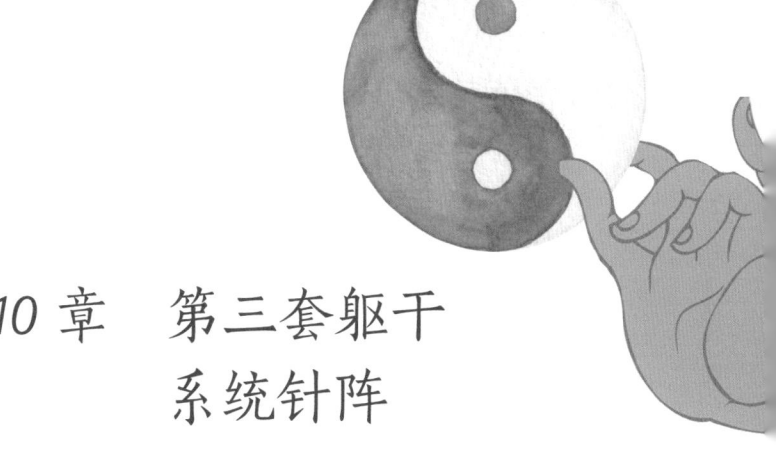

第 10 章　第三套躯干系统针阵

第三套躯干系统是以中指末节为头，阳面为背，阴面为腹，躯体阴阳两面的问题都可在这条躯干上找。

中指为头，中指阳面掌骨为躯干，中指掌骨两侧可理解为膀胱经（图 10-1）。

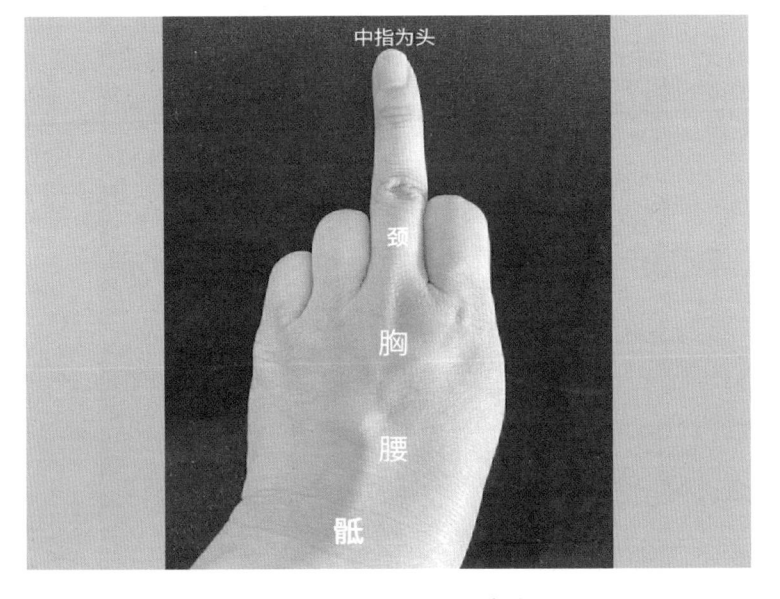

图 10-1　中指背面的对应关系

以外劳宫为中心点在手背画一横线即中门线，横线远心侧为上半身，近心侧为下半身。肩背问题扎2、3、4中门和2、3、4前门。腰骶问题扎2、3、4门和2、3、4中门。上下内外随症找对应。

1柱、2柱、3柱和4柱、5柱、6柱两两横向成组对刺可解决上中下焦问题。3柱透1柱和4柱透6柱，两针一上一下成组可通调三焦气机或全身气机（图10-2）。

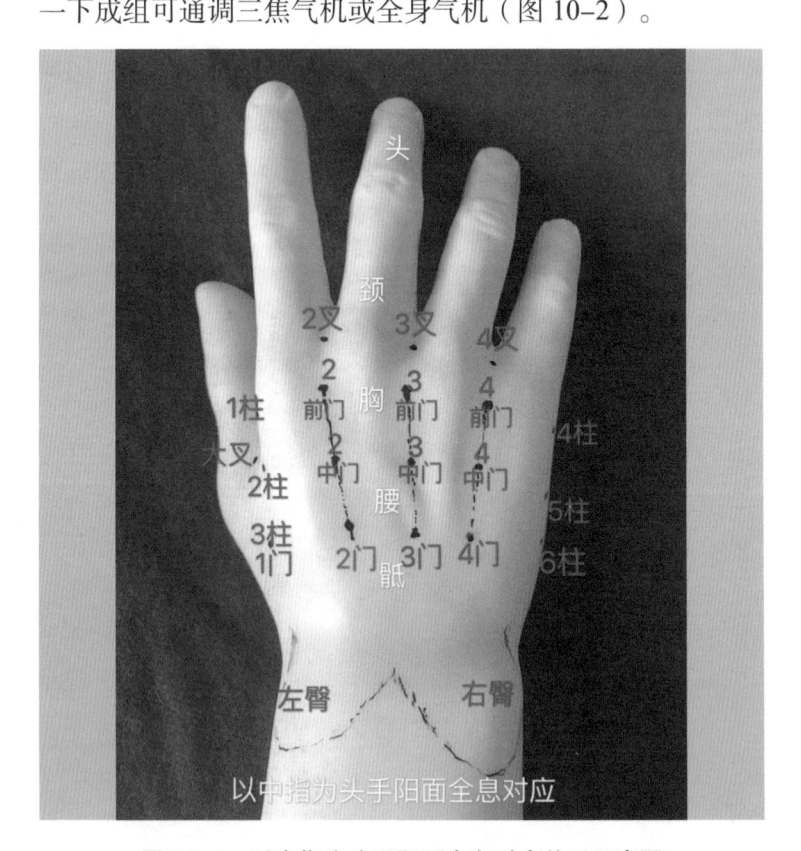

图10-2 以中指为头手阳面全息对应关系示意图

★ 陈氏六柱针

· 针方（图 10-3）

手背阳面手掌两侧，桡侧、尺侧各三针（三倒马）。

① 1 柱：桡侧三间穴处进针，贴第二掌骨向掌中方向直刺 2 寸。

② 2 柱：合谷穴后，第二掌骨中点贴第二掌骨向掌心直刺 2 寸（以中治中）。

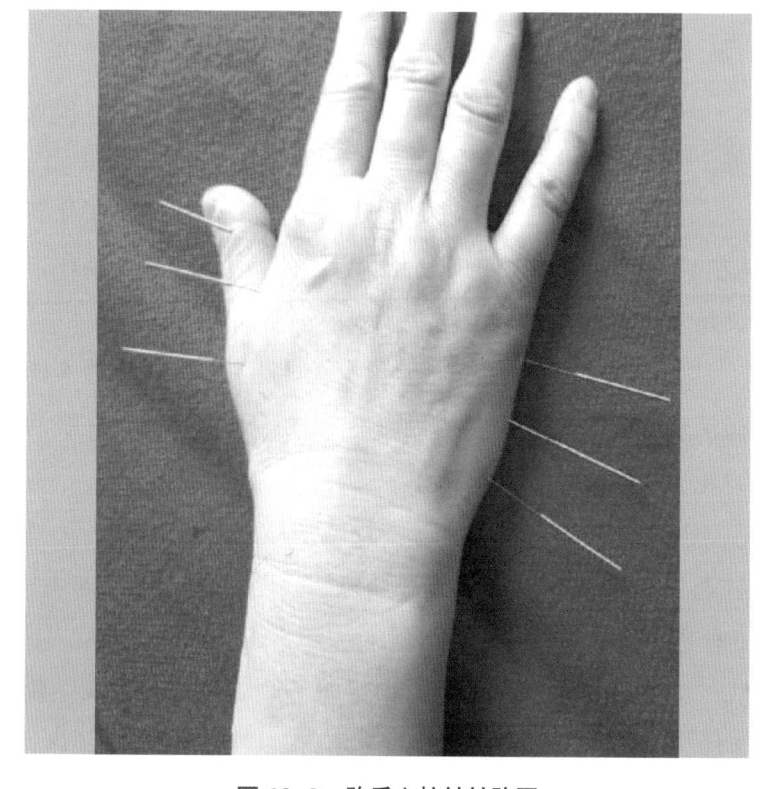

图 10-3 陈氏六柱针针阵图

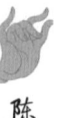
③3柱：（1门、新合谷）第一、二掌骨骨叉处进针，贴第二掌骨下端向掌心方向直刺2寸。

④4柱：尺侧、后溪处进针贴小指掌骨后缘向掌心方向直刺2寸。

⑤5柱：腕顺1穴处进针，贴小指掌骨后缘向掌心方向直刺2寸。

⑥6柱：腕顺2穴处进针贴小指掌骨后缘向掌心方向直刺2寸。

· **方解**

六柱为陈氏重点开发的针阵。此阵与三焦三脉七轮有关，可横刺也可以竖刺。

① 竖刺：3柱透1柱，开左(右)脉，4柱透6柱开右(左)脉。一左一右，一上一下或反之，又是一个大循环，又是一个气机太极图。命名中太极。

② 横刺：与激活五轮能量有关（上焦），1柱透4柱激活胸轮，2柱透5柱激活腹轮（中焦），3柱透6柱激活肾轮（下焦）。

1~4柱透加2~5柱透主要疏通腰脐以上问题；2~5柱透加3~6柱透主要疏通腰脐以下问题；1~3柱透加4~6柱透主要疏通头颈肩部问题。

③六柱还可单独使用：向手对侧刺1柱，治手麻；刺2柱，治脾胃；刺3柱，治颈治牙痛；刺4柱，治肩颈痛；刺5柱，治脾胃腰痛；刺6柱，治腰骶、尾骨、胯、肠道

及会阴疾病。

· 适用范围

调节身体各脉、各轮、各焦能量场。

★ 颈项大飞龙

· 针方（图 10-4）

手背阳面从中指掌指关节横纹下缘进针 75mm 直达中指甲根。

· 方解

中指掌指关节处为颈肩，一针贯穿中指阳面第 1、2、3 节，头项问题一针解决。

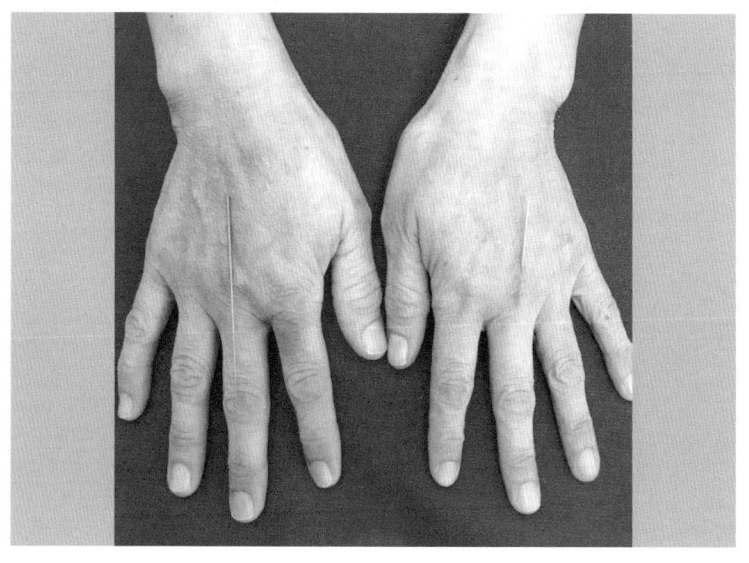

图 10-4 颈项大飞龙针阵示意图

· 适用范围

颈项相关病症。加 2 叉、3 叉做拉弓射箭可治疗颈椎病、"富贵包"。

★ 颈肩腰骶五针通

· 针方（图 10-5）

① 中指阳面，颈项大飞天一针。

② 2 叉、3 叉（肩对应）向腕各一针。

③ 2 门、3 门向指尖各一针。

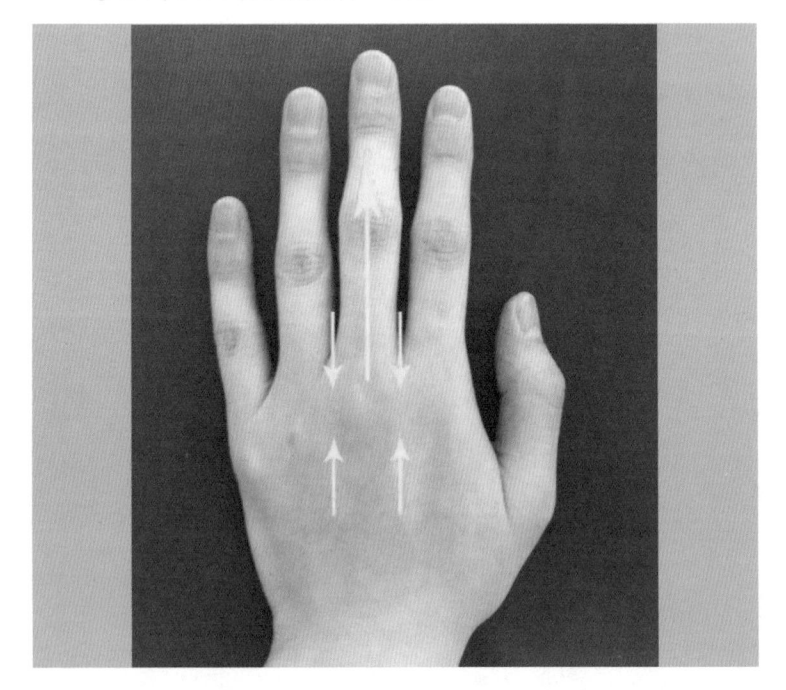

图 10-5　颈肩腰骶五针通针阵示意图

· 方解

第三套躯干系统，中指掌骨阳面为躯干，中指第 1～3 节为颈项后头。五针解决颈肩腰骶所有问题。

· 适用范围

颈、肩、背、腰、骶相关病症。

★ 腰痛五针

· 针方（图 10-6）

中指掌骨阳面腕横纹掌指关节处，沿中指掌骨中线向指尖方问 40mm 针平刺一针；1 门、2 门、3 门、4 门任选二针；25mm 针，针尖向腕，斜刺抵骨叉。

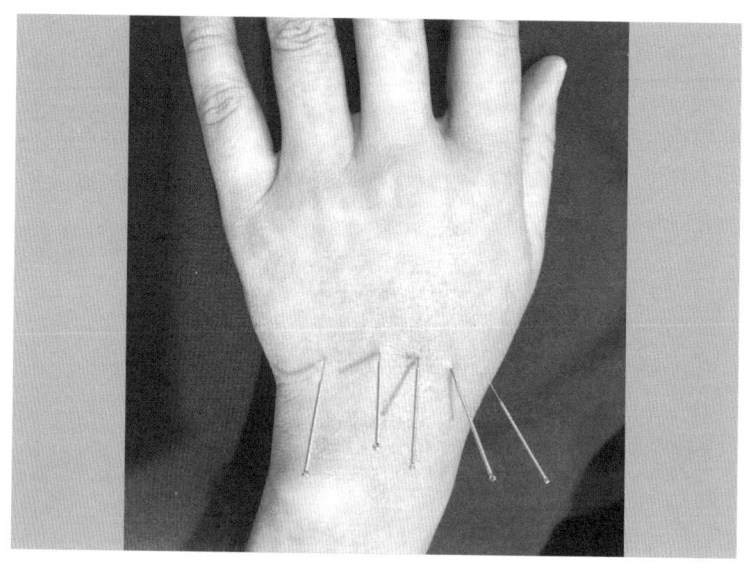

图 10-6　腰痛五针示意图

· 方解

中指掌骨阳面为腰背，掌腕关节为腰骶。腰椎中线一针为基础针；2门、3门为近腰椎处，1门4门为远腰椎处。根据腰痛位置可任选二穴与基础针相配，如果为加强效果可配后溪穴。以上针法也适合于左病右治、右病左治的原则。

· 适用范围

各种腰疼、腰骶关节痛。配合动气针法效果更好。

★ 肩背动八针

· 针方（图 10-7）

1柱4柱相透，2柱5柱相透+2、3、4叉。

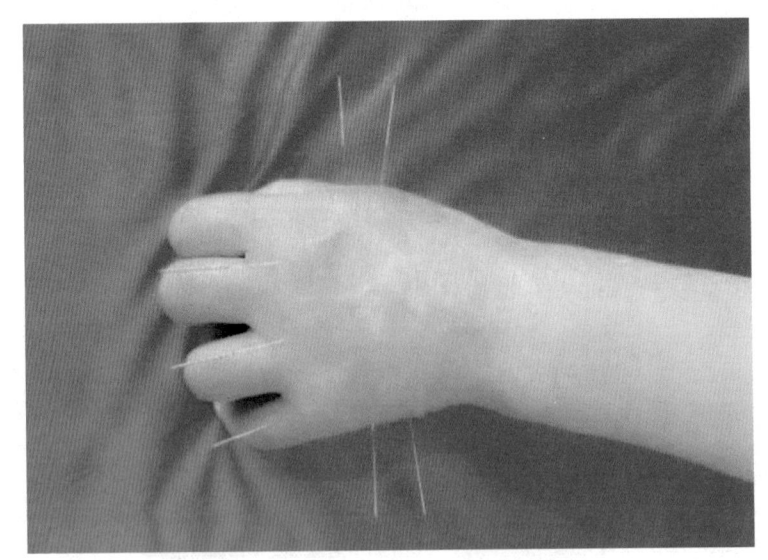

图 10-7 肩背动八针针阵示意图

· 方解

1 柱透 4 柱 +2 柱透 5 柱相当于在颈肩部造成了两个轮状循环，又加上 3 个叉，有助于湿邪排出，再加上 1 个大督飞升阳针即为肩背八针。

· 适用范围

颈肩背部不适。

★ 气血三针

· 针方（图 10-8）

气血三针：第 1 针，3 柱；第 2 针，1 柱；第 3 针，合谷。向掌面垂直方向刺，三针构成一个三角形。

气机三针：4 前门、4 中门各垂直一针，4 叉向腕一针。

· 方解

3 柱 1 柱合谷三针原理与 1 柱 2 柱 3 柱同，由于三针构成一个三角形，力量更强大。

4 叉一针平刺，透过 4 前门和 4 中门。启动上焦中焦下焦圆运动的气机开关，三焦是人体的总轴承，三焦一通气血流通三焦一通百治不生。4 前门和 4 中门、叉在三焦经上，先在 4 前门和 4 中门位置上直刺两针又在 4 叉上平刺一针，三针相搭形成一个强大的气场更加强三焦的气机。

· 适应范围

破血行气，活血化瘀。

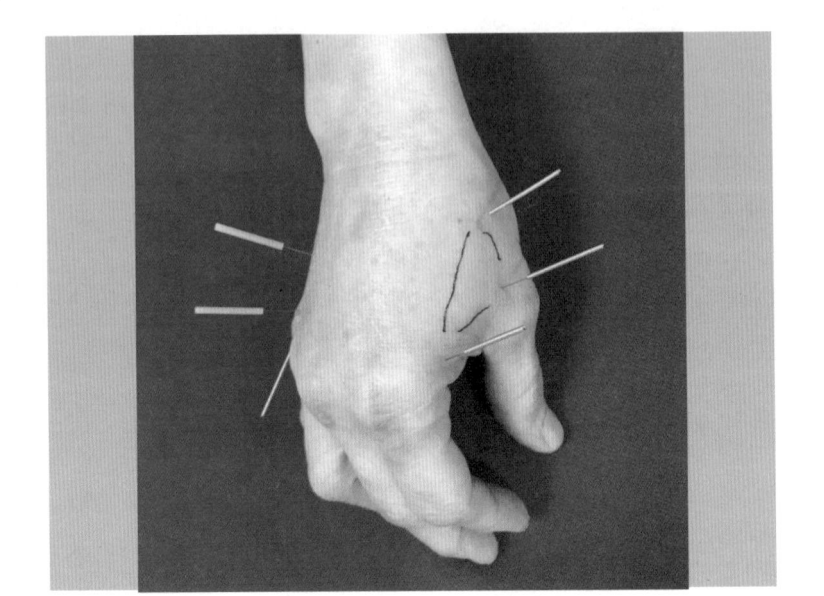

图 10-8　气血三针示意图

　　注：改成 1 柱 2 柱 3 柱同时扎还可以治疗腰中间痛，半身不遂引起的臂能举手指打不开（同侧），也可治眉棱骨痛、前额痛。

★ 颠倒阴阳

·针方（图 10-9）

①中指阴面中指顶旋正中向掌心方向一针。

②中指第 2 节中线末节与第 2 节横纹下方处向掌心方向一针。

③中指掌指关节横纹下 1 寸处向劳宫方向一针。

④大陵穴进针向劳宫方向。平刺一针（1.5 寸针），也可以红缨三针。

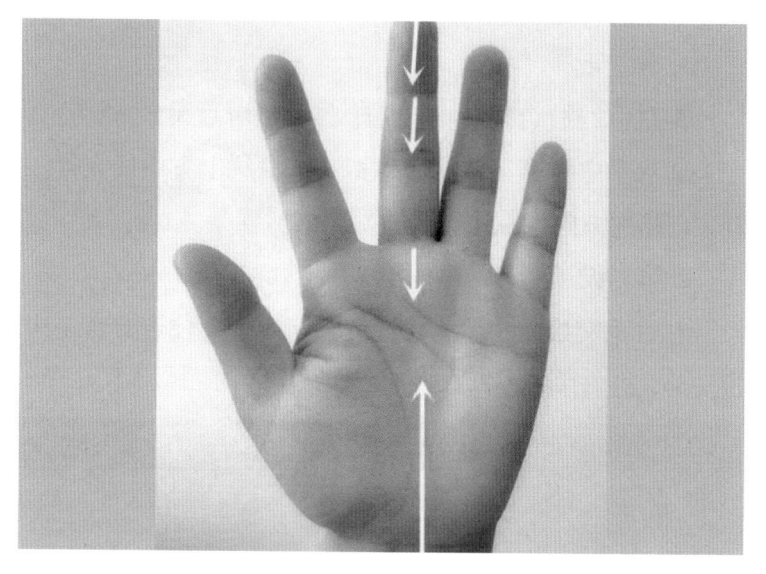

图 10-9　颠倒阴阳针阵示意图

· 方解

属第三套躯干系统，以中指为躯干，阳面从指甲至腕依次为头、颈、胸、腰、骶。阴面中指腹至大陵依次为面、项、上焦、中焦(劳宫下)、下焦(大陵穴)，向下三针，向上三针，阳随阴降，阴随阳升，引阳气向下，气化下焦阴邪，达到阴阳协调。

· 适用范围

适用于三焦不通，上热下寒者，上实下虚之证。是常用的针方。

★ 三焦四针

· 针方（图 10-10）

1. 第一天

①左手2柱（合谷穴）透劳宫；右手4柱（后溪穴）透劳宫。

②双手中指第一节掌面掌指关节横纹上方中线入针，针尖向指尖方向各一针，不过关节。

2. 第二天

左右手交换，左手4柱透劳宫；右手2柱透劳宫＋中指一节，左右手各一针。

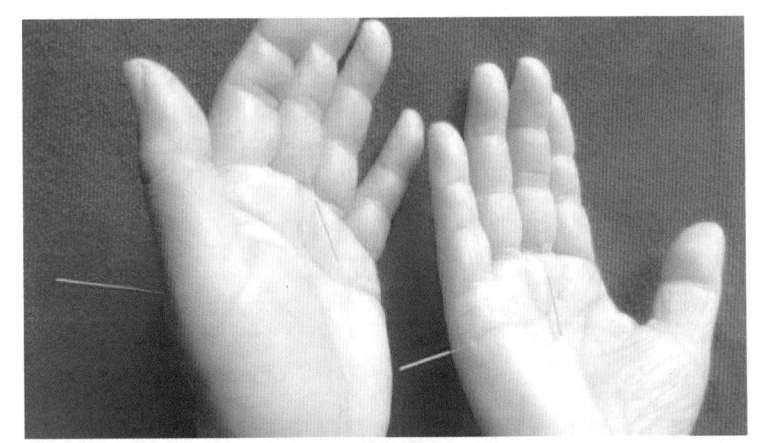

图 10-10　三焦四针针阵示意图

· 方解

三焦运行水谷、疏通水道、通行元气。三焦不通百病生，此四针具有疏通三焦之功，如果配合足三里便成了胃肠康复六针。

· 适用范围

疏通三焦，调理周身之气。

加双侧足三里，组成肠胃康复六针。

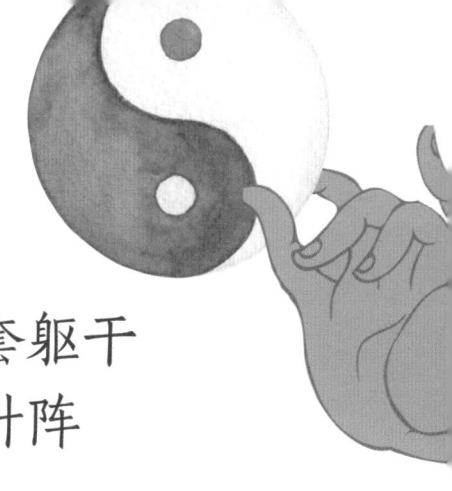

第11章 第四套躯干系统针阵

以拳为头，以臂为躯干（图11-1）。

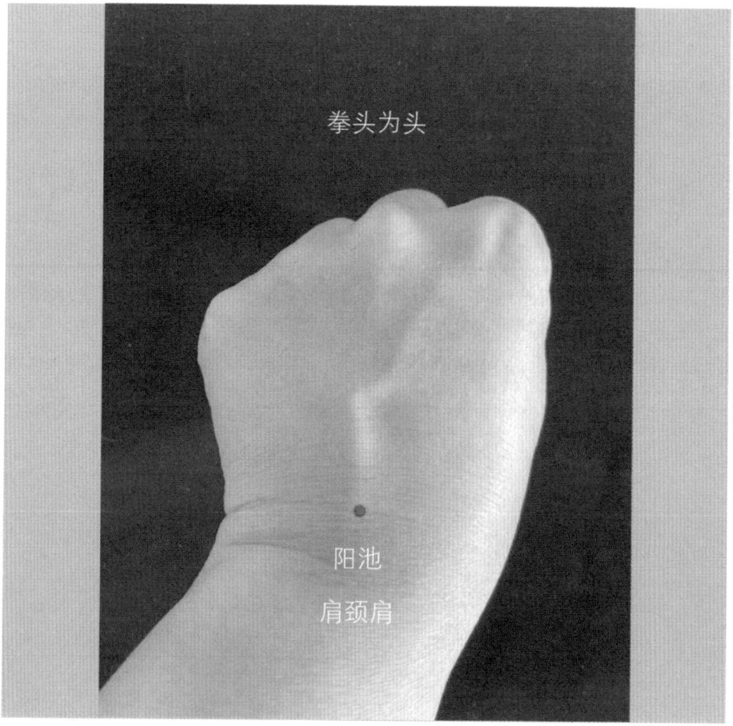

拳头为头

阳池

肩颈肩

图11-1 拳头背面的对应关系

★ 失眠一针

· **针方**（图 11-2）

① 腕阴面第 2 道腕横纹，从太渊穴进针提起腕横纹皮肤，针尖向神门方向贴皮下筋膜滑行至神门穴，为一针透三穴，即太渊、大陵、神门。

② 神门穴进针，向肘方向筋膜下缓缓刺向阴郄、通里、灵道，为一针透四穴。

· **方解**

镇静安神。两组针方分开使用。

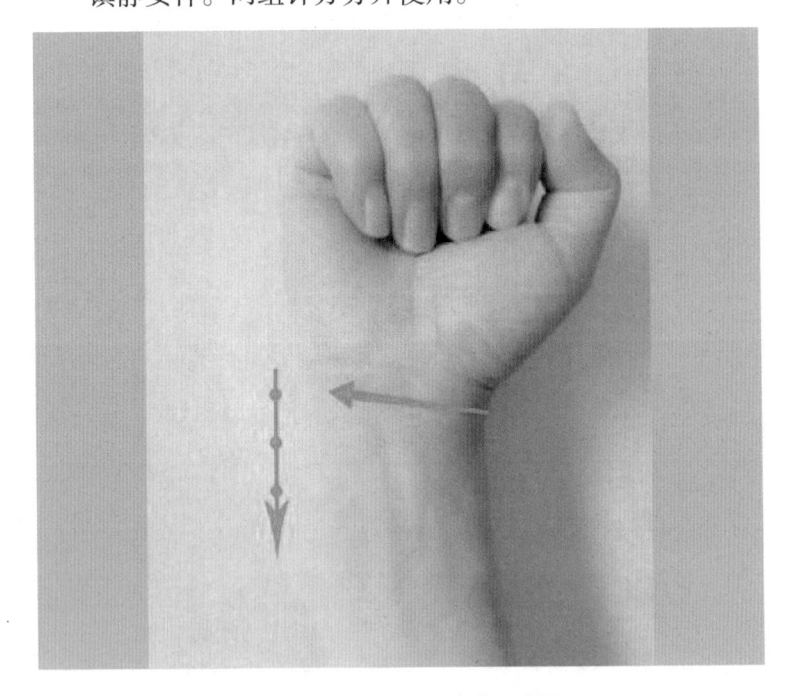

图 11-2　失眠一针针阵示意图

· 适用范围

失眠、多梦、神志疾病。

注：配合面部镇静三针效果更佳。

★ 阳池三生万物针

· 针方（图 11–3）

① 手背腕横纹中点阳池穴进针,向指尖方向平刺一针。

② 以此针为中心，分别左右，旁开 0.5 寸各一针，针尖指向第一针，针尖相合形成红缨三针。

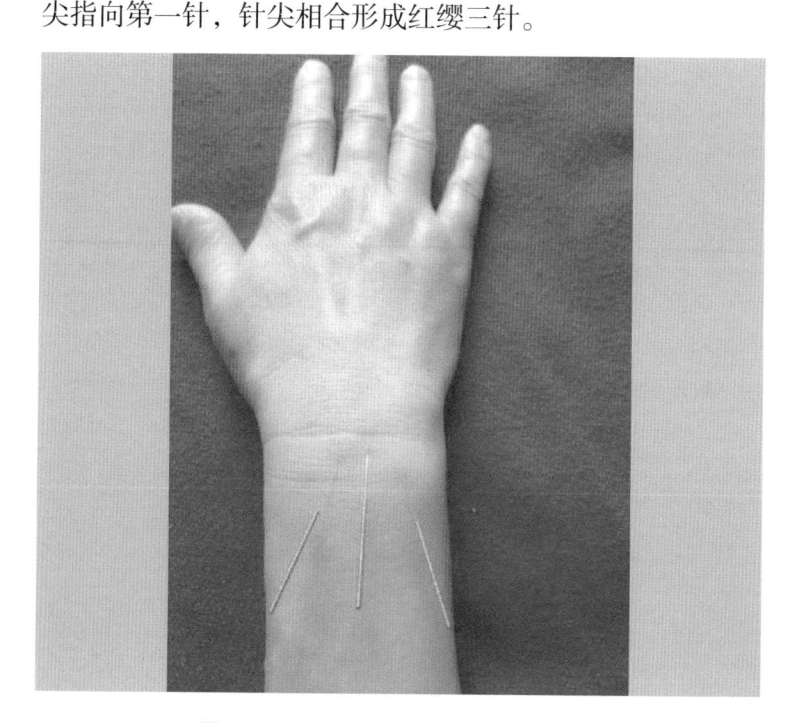

图 11–3　阳池三生万物针针阵示意图

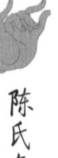

· 方解

阳池者一身阳气之池，阳池一穴三针齐发，打开了阳气的大门，使阳气升腾，故曰三生万物。

· 适用范围

与开四门作用相同，"开仓放粮"，生发阳气。

★ 手阳三针

· 针方（图 11-4）

手臂阳面，外关处进针，针尖沿手腕筋膜下平刺一针，左右旁开 0.5 寸各一针（二寸针），三针平行向手腕方向。

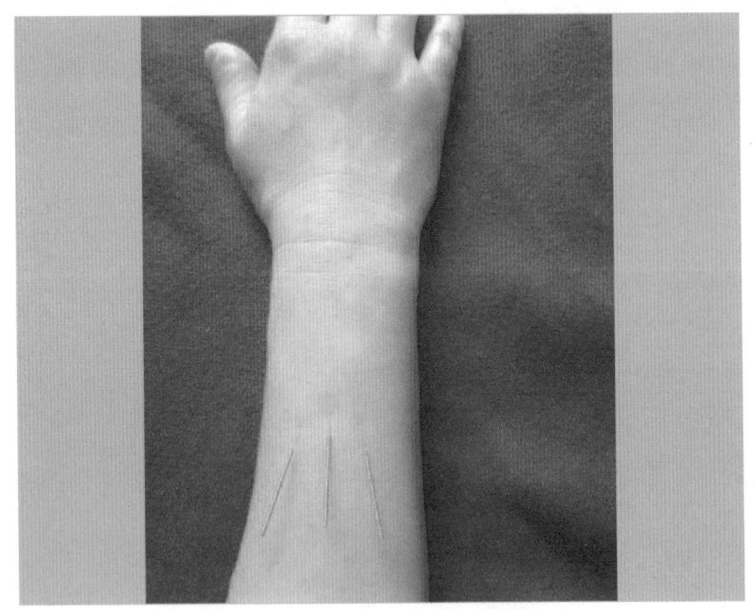

图 11-4　手阳三针针阵示意图

· 方解

拳头相当于头，手腕以下阳面相当于后背，中间是督脉，并排三针向头，阳气升腾。

· 适用范围

升阳，制造阴阳循环。适用于肩背颈、颈椎病等症。

· 附

颈椎病针法：手背腕横纹下方三倒马向手腕平刺 + 小周天。

★ 手阴三针

· 针方（图 10–5）

手臂阴面内关处进针针尖向肘窝方向，沿浅筋膜平刺一针，左右旁开 0.5 寸各一针与中间一针平行（2 寸针）并排三针。

· 方解

拳头为头、手臂阴面为项为胸。

· 适用范围

可治疗心胸、乳腺等身体上焦阴面相关病症，要求针感传到腋窝，刺右治左，刺左治右；还有止痒、治疗过敏的作用；加脐灸可以改善面部黄褐斑、面色发黄、气色不好等。

与手阳三针构成阳升阴降的气机循环局面，可以在单侧手臂造成一阴一阳，也可以在两个手上造成一阴一阳的循环路径。或左手阳升（三针）右手阴降（三针），也可右手阳升左手阴降。同样，与踝上也可以组合出多个全身阴阳大循环路径。

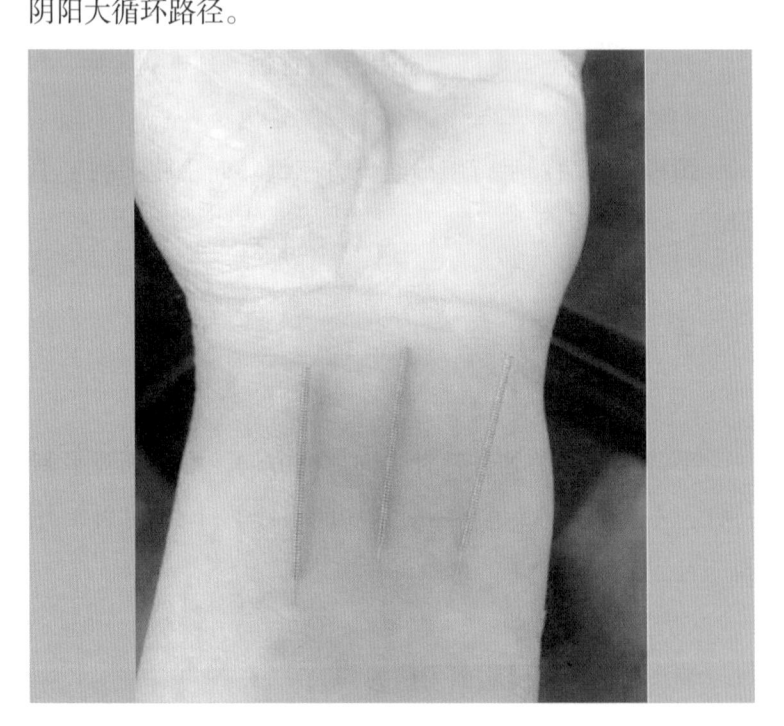

图 11-5 手阴三针针阵示意图

★ 左右手阴阳大太极

·针方（图 11-6）

左右手阴阳大太极

· 方解

左手阳升，右手阴降，左升右降，阴升阳降，阴阳循环，气机周流。

· 适用范围

调理上半身整体气机，达到气血调和，阴阳平衡。

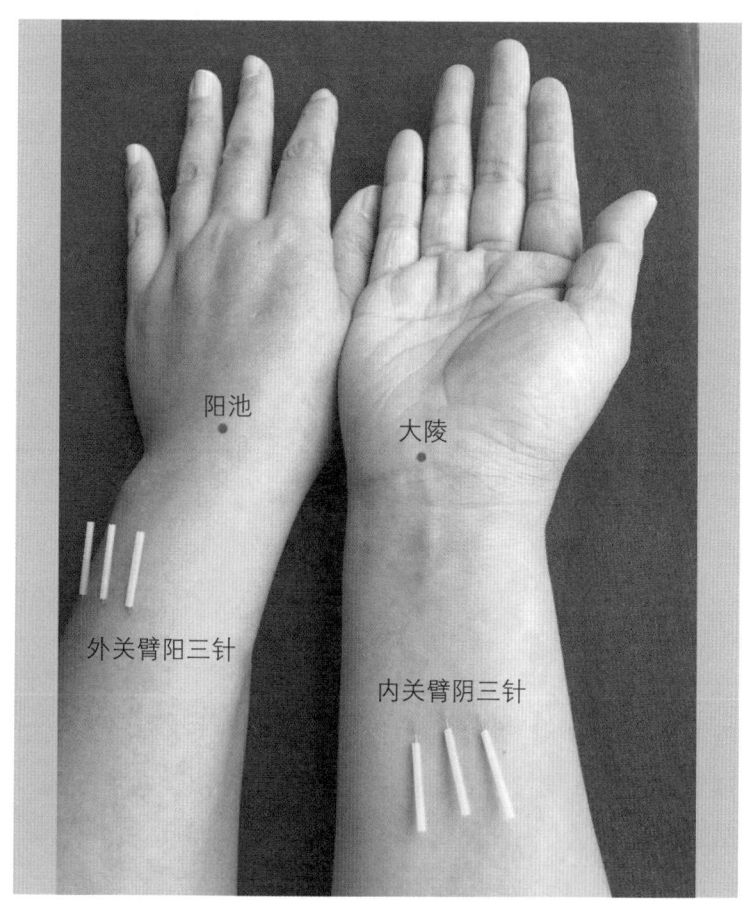

图 11-6　左右手阴阳大太极示意图

★ 治瘫十九针

·针方（图 11-7）

① 患侧手阴面：十四个指间关节横纹中线，桡侧进针向尺侧横刺半寸，不穿透对面皮肤。

② 健侧手阳面：五个手指背侧飞天针过两个关节，双侧同刺共十九针。

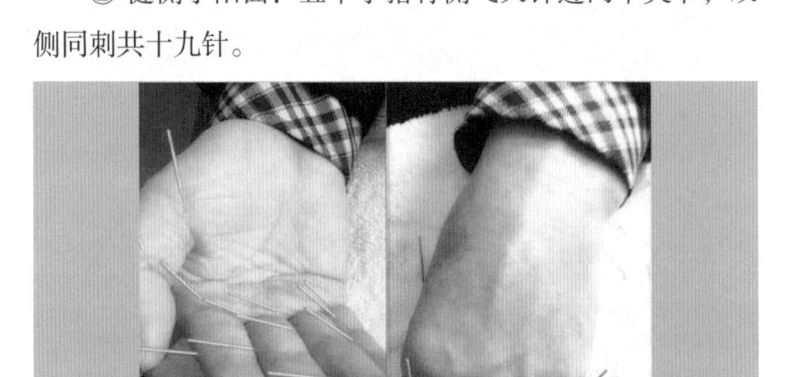

图 11-7 治瘫十九针针阵示意图

·方解

属第四套躯干系统，患手拳头为头，打开拳头，针刺内面、阴面为脑。健手，四指代表四肢，飞天针疏通气血通道，促进四肢康复，加拇指一针督飞升阳，内外同调、阴阳同调、左右同调。

·适用范围

脑瘫、中风、偏瘫、帕金森病。

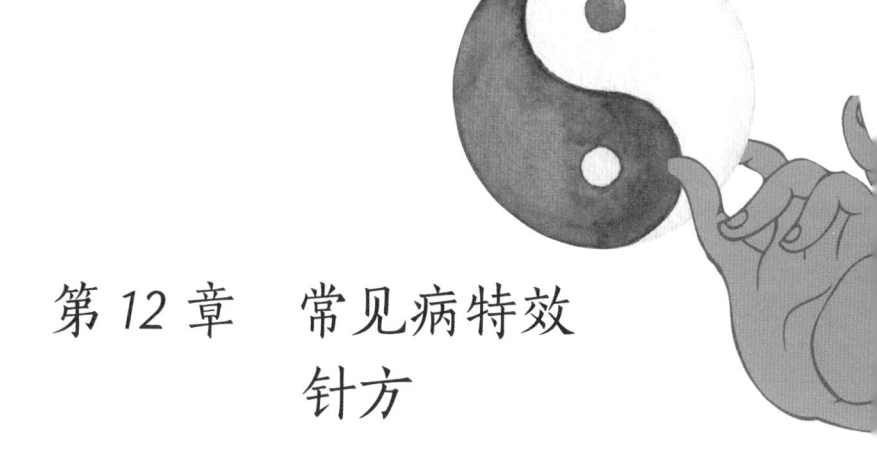

第 *12* 章　常见病特效 针方

★ 前头痛

大陵向掌平刺 1 针；食指阴面末节横纹正中垂直 1 针；食指阴面第二、三节横纹桡侧向对侧直刺 1 针（图 12-1）。

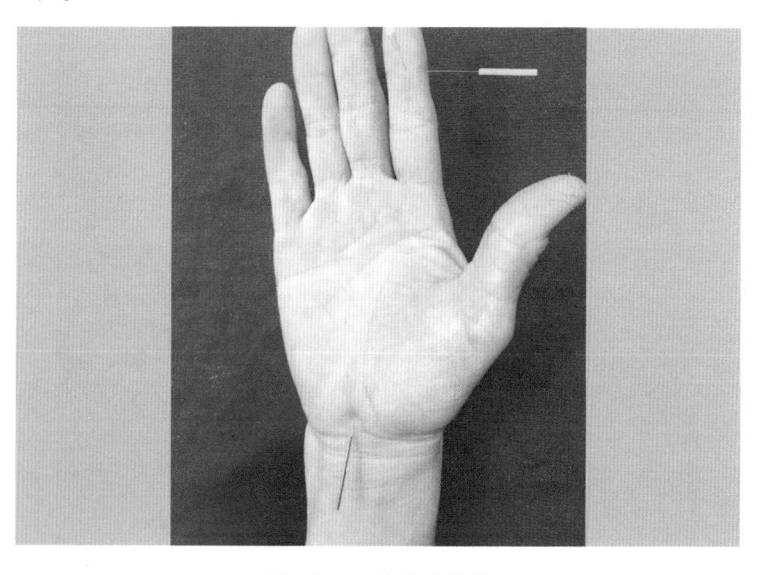

图 12-1　前头痛施针

★ 后头痛

大陵向掌 1 针；小指末节掌面横纹正中 1 针；小指第一、二节横纹尺侧向桡侧直刺抵骨一针（图 12-2）。

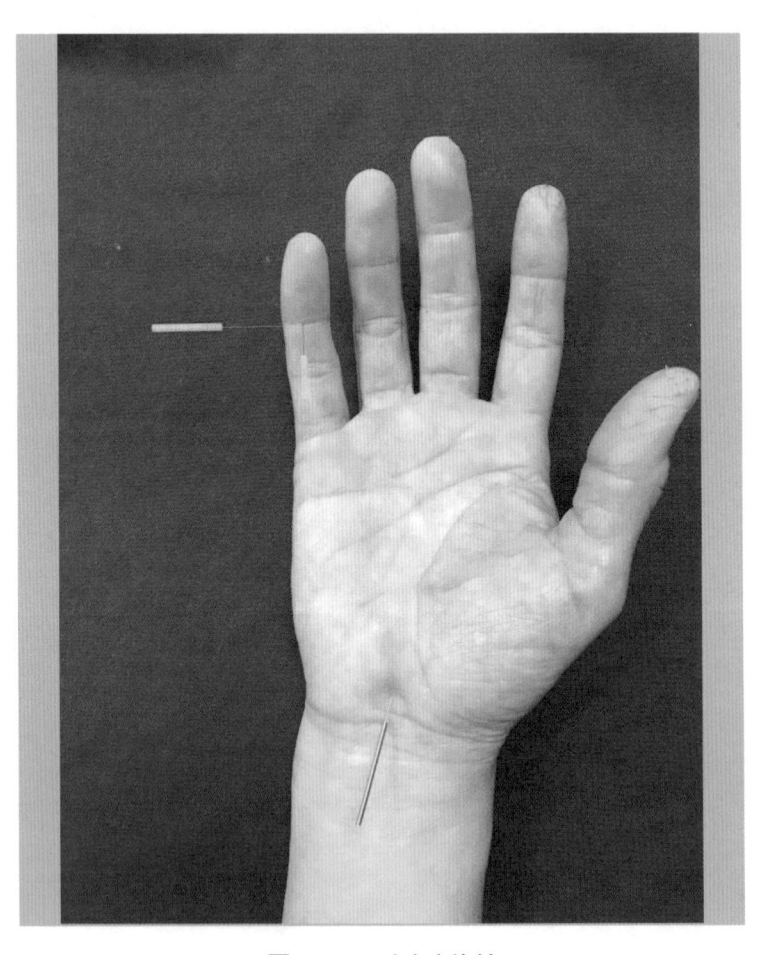

图 12-2 后头痛施针

★ 偏头痛

大陵穴向掌心方向平刺一针，无名指掌面末节中点垂直刺 1 针，无名指第二节尺侧赤白肉际中点向对侧直刺 1 针（图 12–3）。

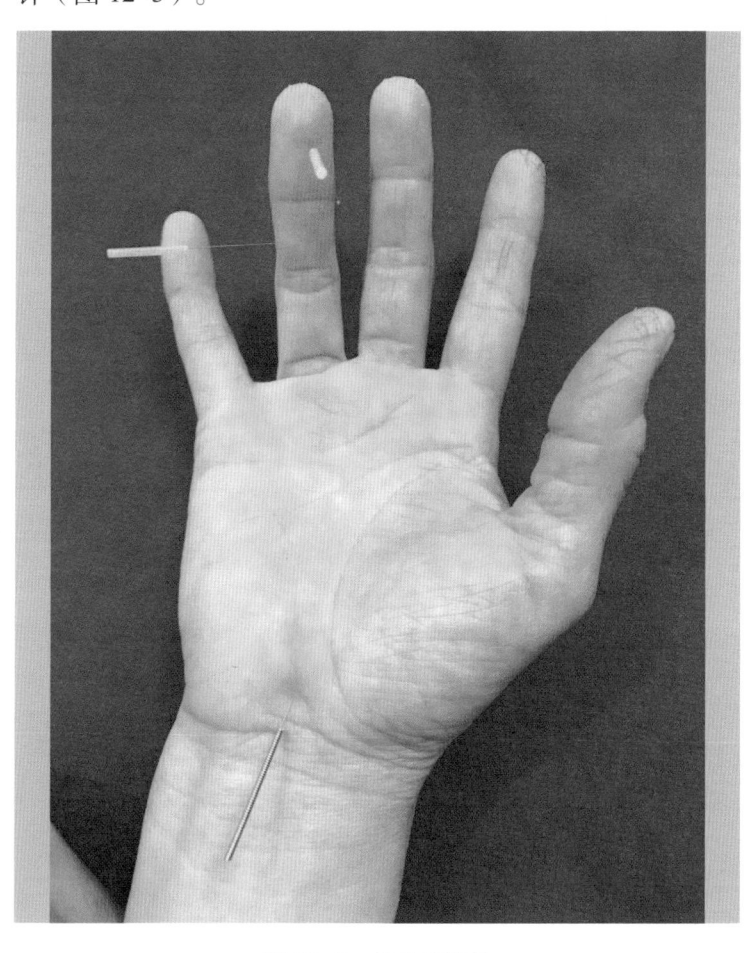

图 12–3 偏头痛施针

★ 头顶痛

大陵向掌 1 针；中指第二、三节阴面横纹桡侧向对侧直刺 1 针（图 12-4）。

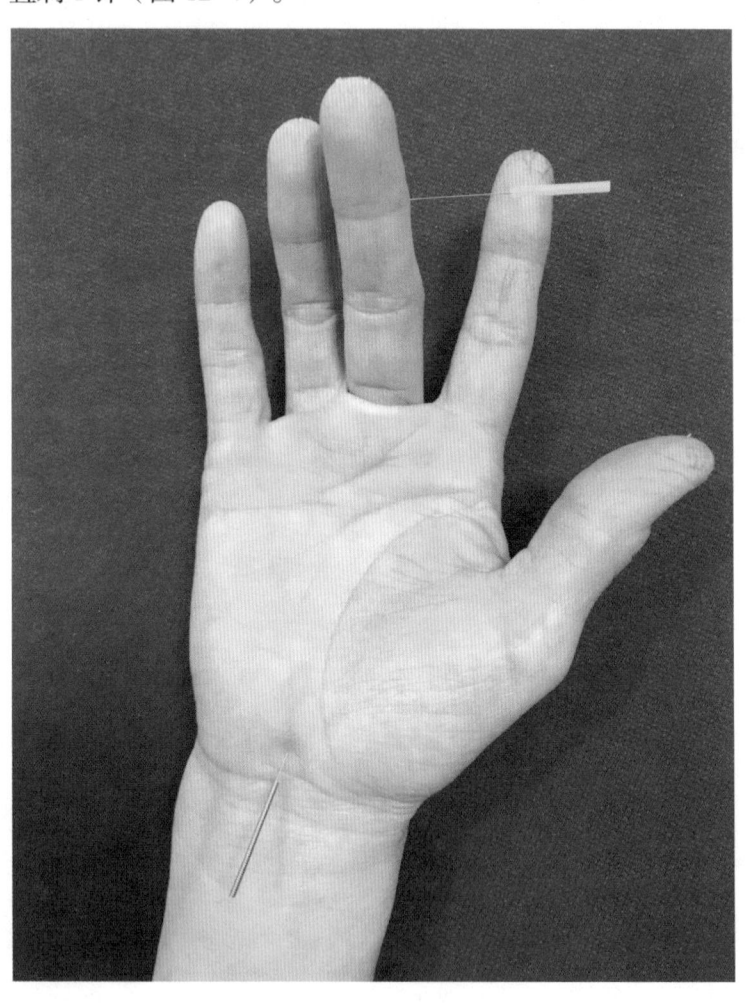

图 12-4　头顶痛施针

★ 全头痛

大陵向掌 1 针；中指阴面末节横纹中点垂直刺抵骨一针（图 12-5）。

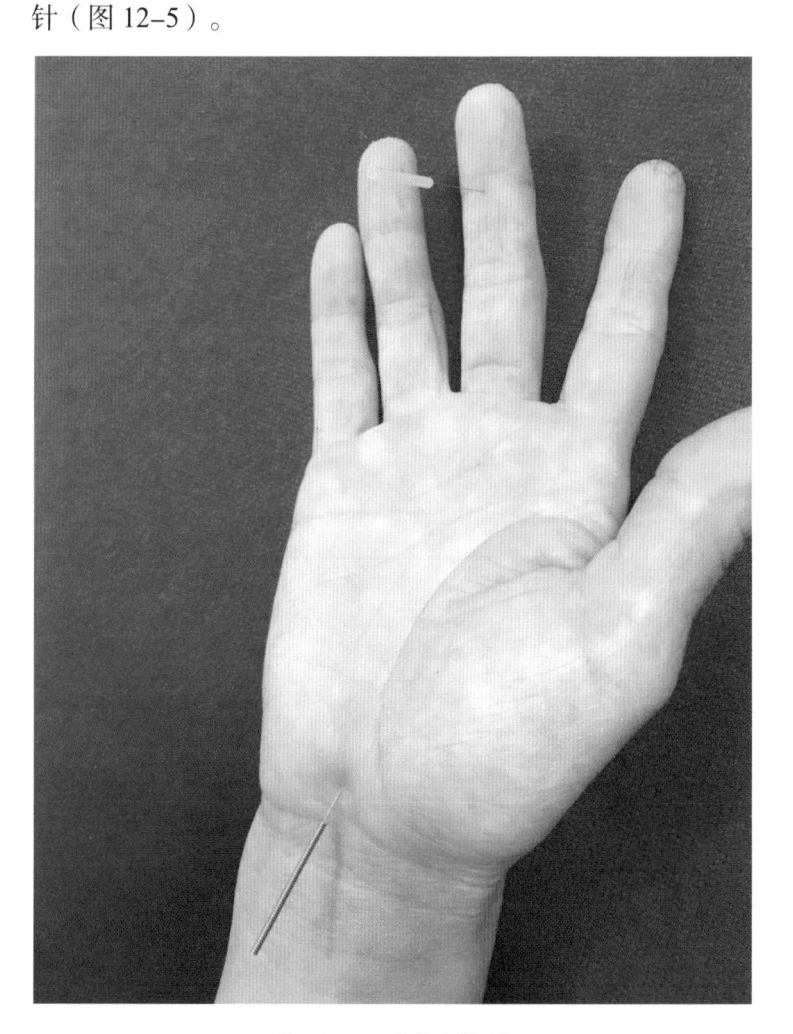

图 12-5　全头痛施针

★ 眼干涩及迎风流泪

健侧大拇指末节背侧，关节横纹处赤白肉际两侧各一针对刺，抵骨，留针 0.5h。

如果眼压高 + 曲池双侧双扎（图 12-6）。

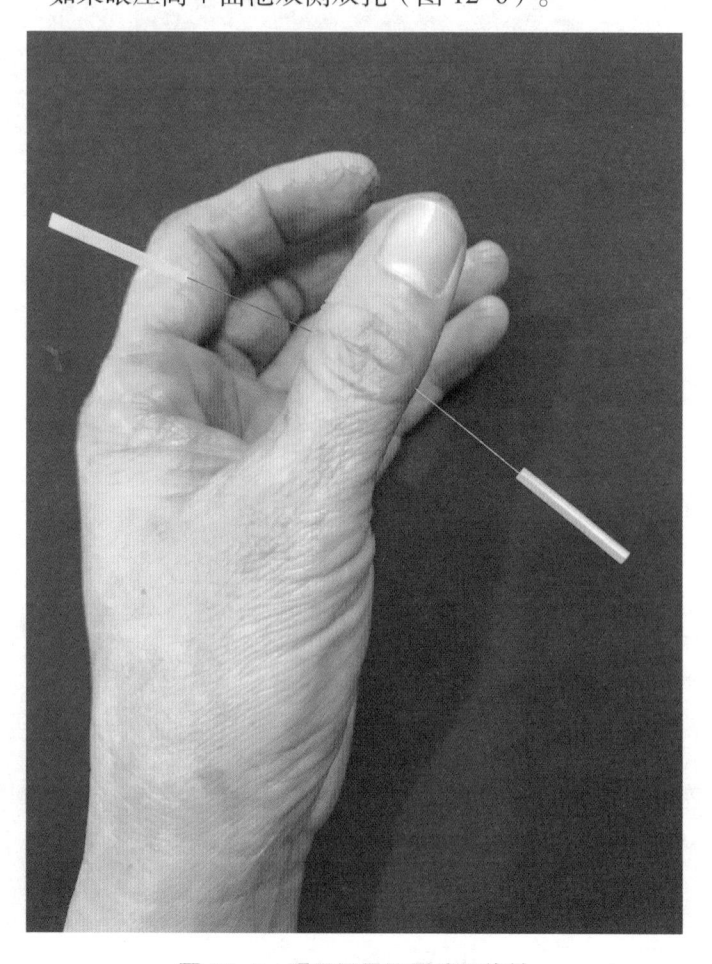

图 12-6　眼干涩及迎风流泪施针

★ 鼻流清涕

食指阳面末节桡侧赤白肉际向对侧抵骨二倒马 2 针（图
12–7）。

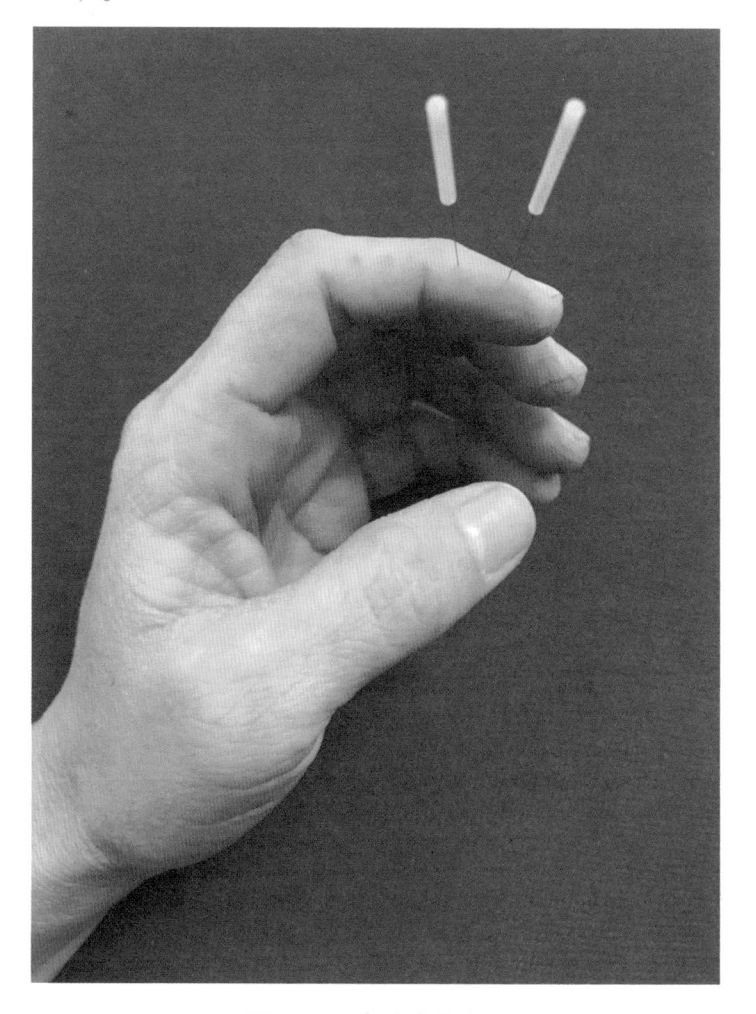

图 12–7　鼻流清涕施针

★ 鼻窦炎

手掌面食指第一节尺侧向掌1针；中指桡侧向掌1针；3叉近掌面向掌心1针（图12-8）。

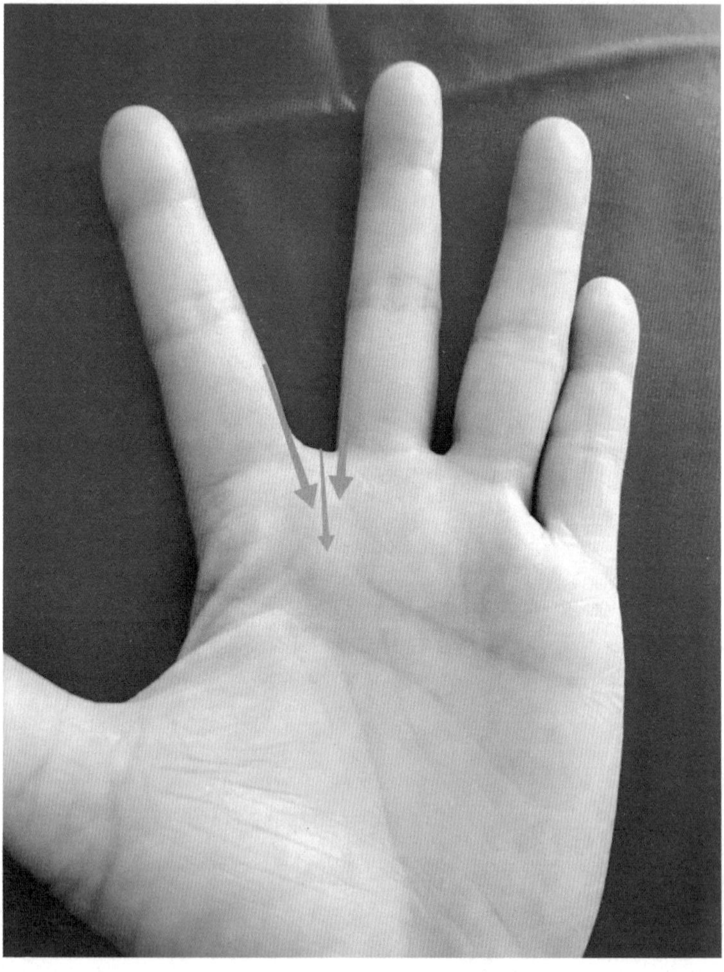

图12-8 鼻窦炎施针

★ 过敏性鼻炎

拇指二节背侧，屈指，指关节横纹上方正中线向指根部一针平刺，然后在第一针左右各一针向指根方向形成红樱三针。不过掌指关节横纹，两手轮换扎（图12-9）。

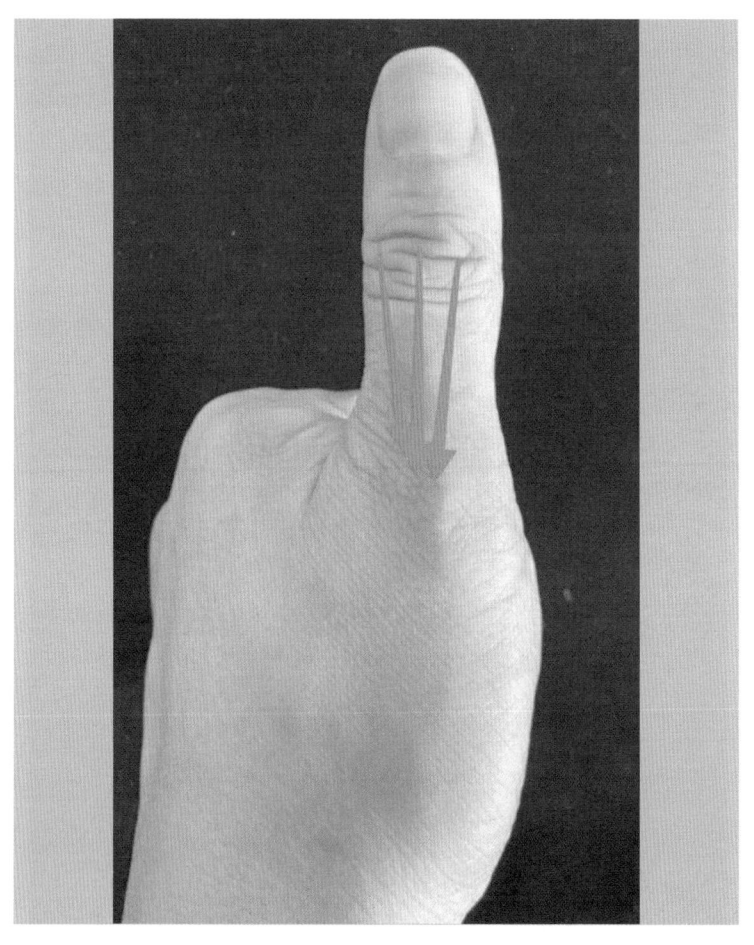

图 12-9　过敏性鼻炎施针

★ 牙痛

中指根部掌面上 1 寸入针，针尖向指根斜刺 0.5 寸；此针左右旁开 0.5 寸又各一针。针尖同向形成并排三针（图 12-10）。

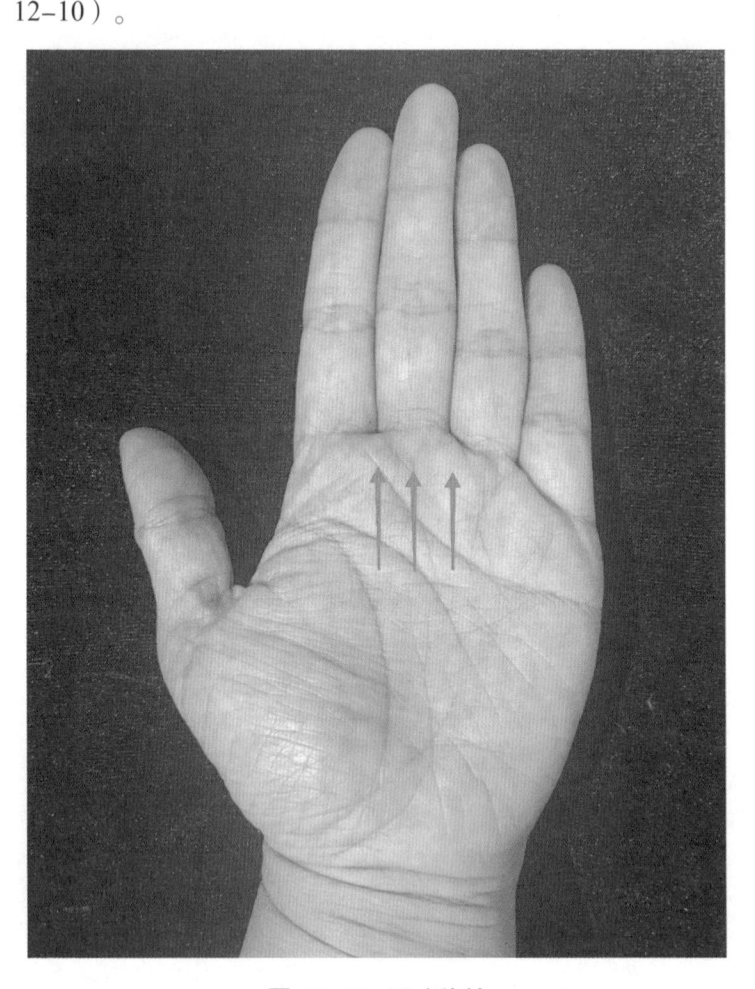

图 12-10　牙痛施针

★ 咳嗽

无名第二节指阴面中线中点垂直刺 1 针抵骨（图 12–11）。

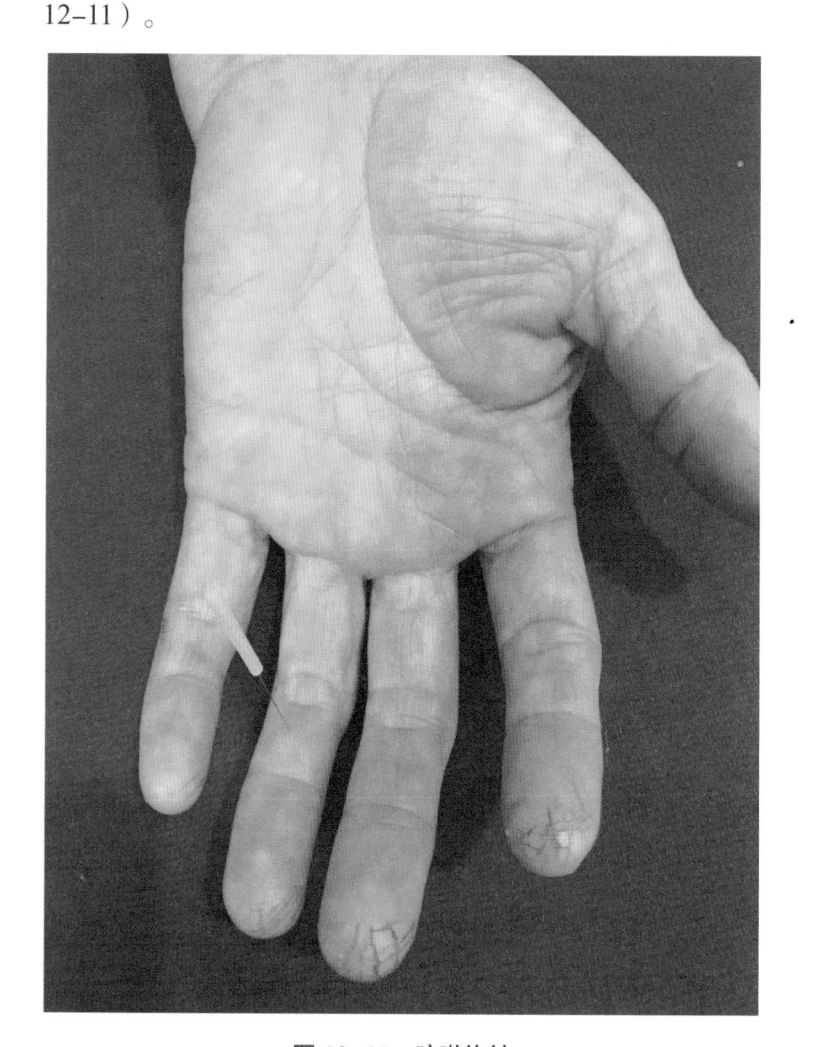

图 12–11 咳嗽施针

★ 感冒发热

掌背 2 叉、3 叉向腕各 1 针（图 12-12）。

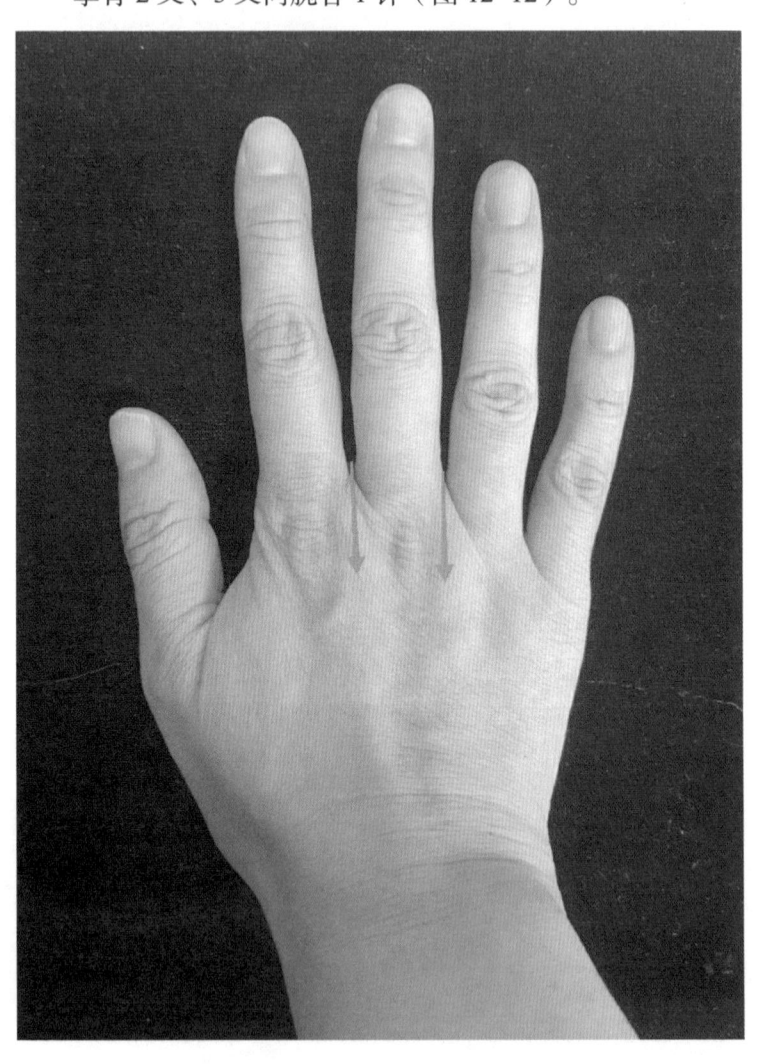

图 12-12　感冒发热施针

★ 胸闷及心律不齐

大陵区 0.5 寸针垂直刺 1 针；内关透外关 1 寸针垂直刺
1 针；郄门 0.5 寸针垂直刺 1 针（图 12-13）。

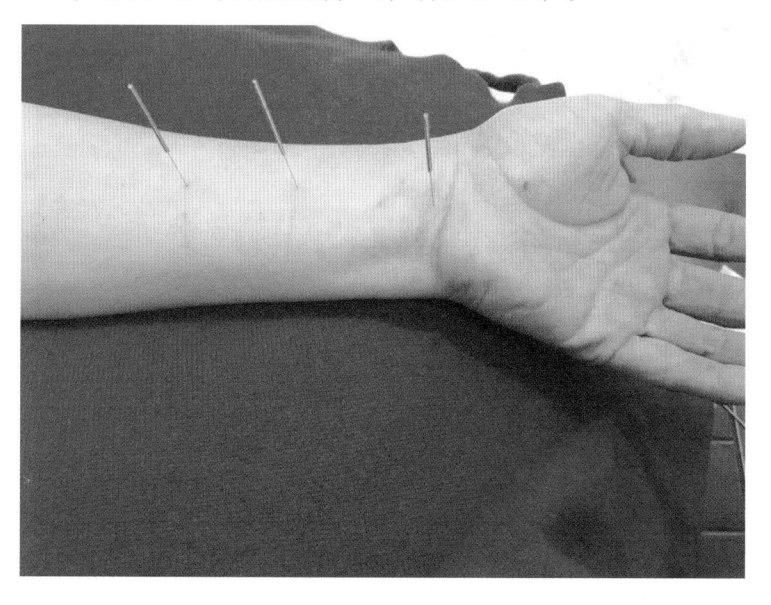

图 12-13　胸闷及心律不齐施针

★ 胸烦闷及心绞痛

小指三节阴面每节中心点一针向腕方向斜刺；小鱼际三倒马向尺侧斜刺；内关透外关（图 12-14）。

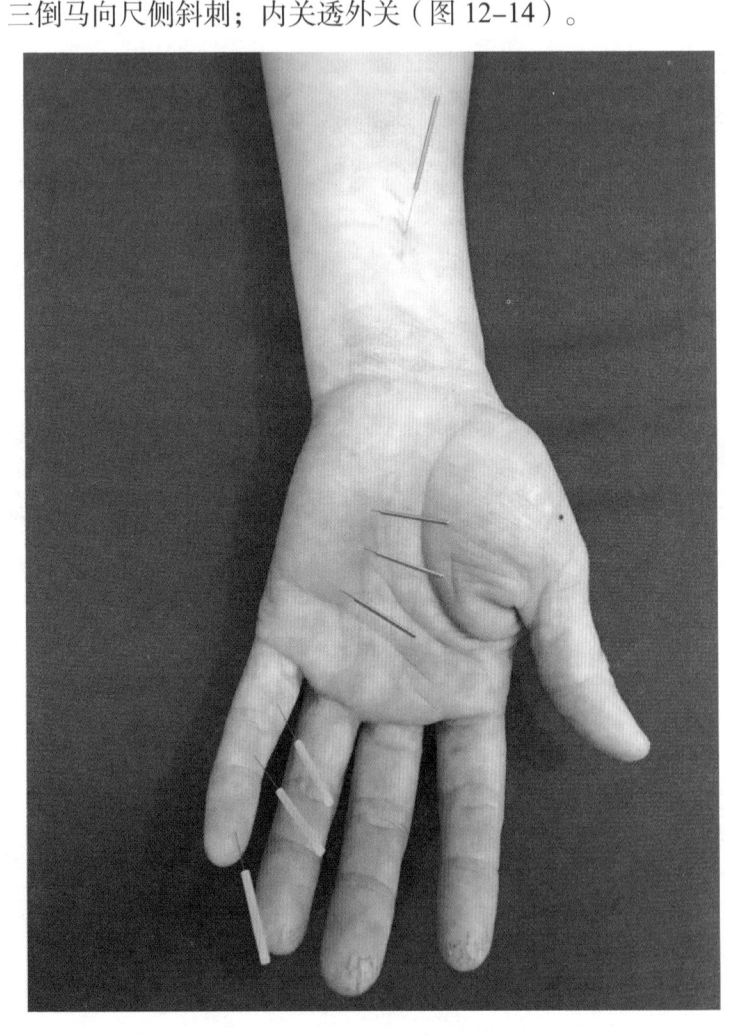

图 12-14　胸烦闷及心绞痛施针

★ 手心出汗

拇指第一节指背中点垂直刺抵骨 1 针（图 12–15）。

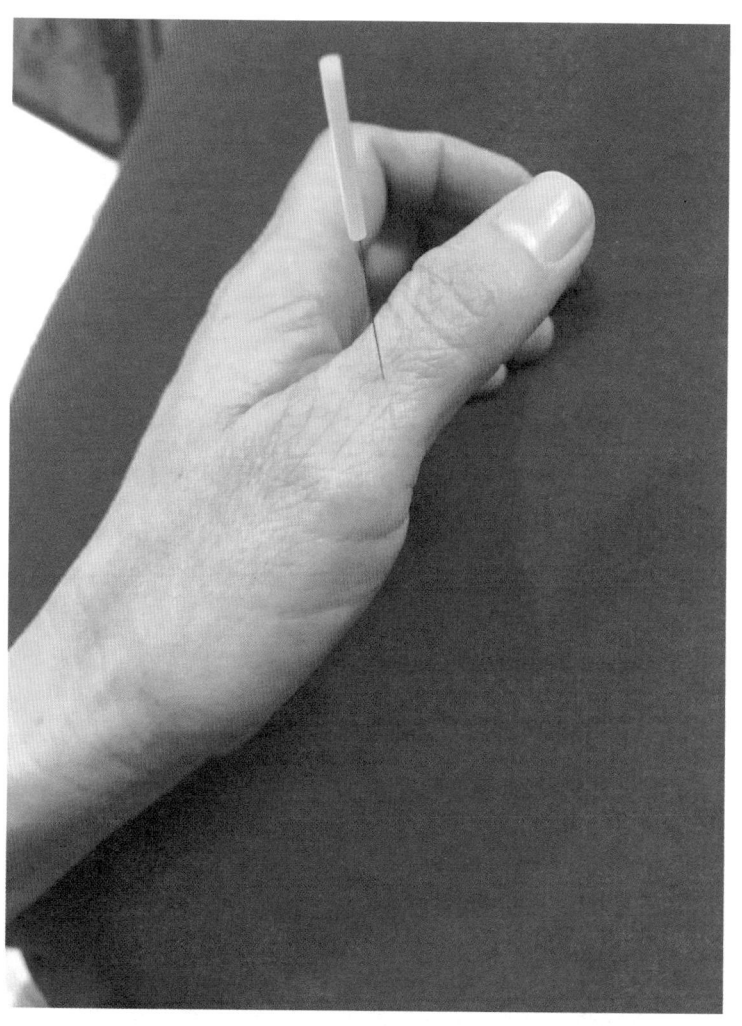

图 12–15　手心出汗施针

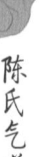

★ 颈椎病

1柱透4柱，4柱透1柱，4前门透4中门（液门透中渚）
（图 12–16）。

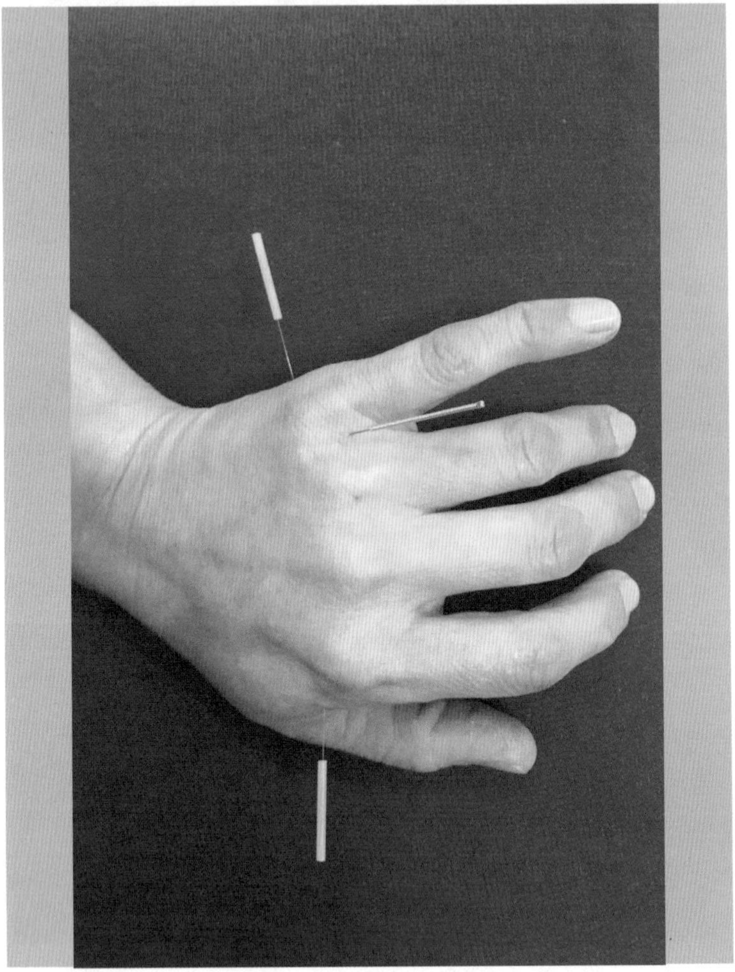

图 12–16　颈椎病施针

★ 肩周炎

患侧手背腕横纹上尺骨茎突最高点向肘方向平刺2寸；患侧手背腕横纹上桡骨茎突小头最高点向肘方向平刺2寸。

可取单侧，也可取双侧。不需捻针，针刺时活动患侧肩部，或艾灸或药膏敷贴。

配穴：健侧三阴交针尖向上2寸，或患侧1叉、2叉、3叉、4叉（图12-17）。

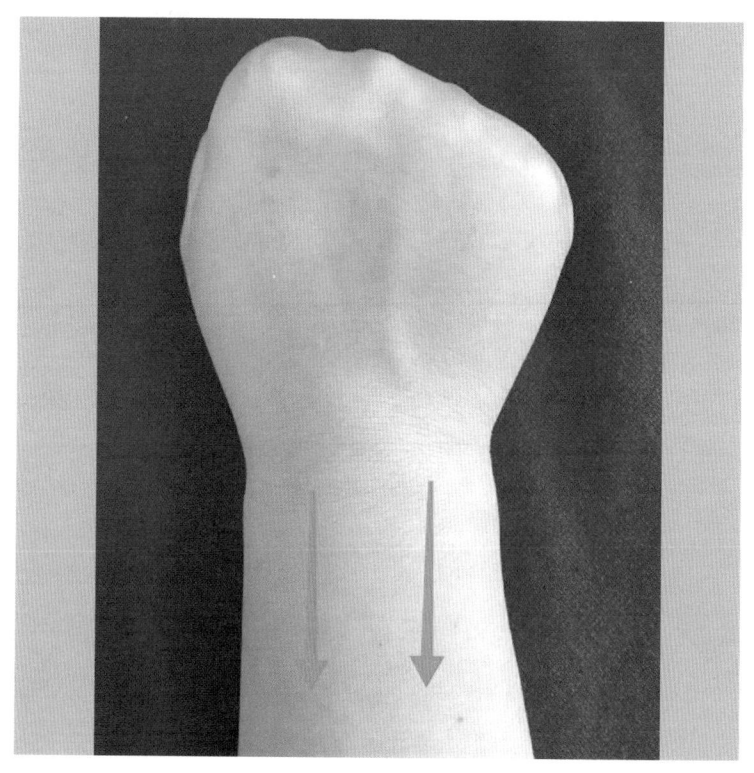

图 12-17　肩周炎施针

★ 腰痛（闪腰岔气）

中指背第一节远端中点向掌背平刺；2 前门、3 前门向掌背各一针；1 柱、4 柱互透，如果同时开 3 门、4 门更好（图 12–18）。

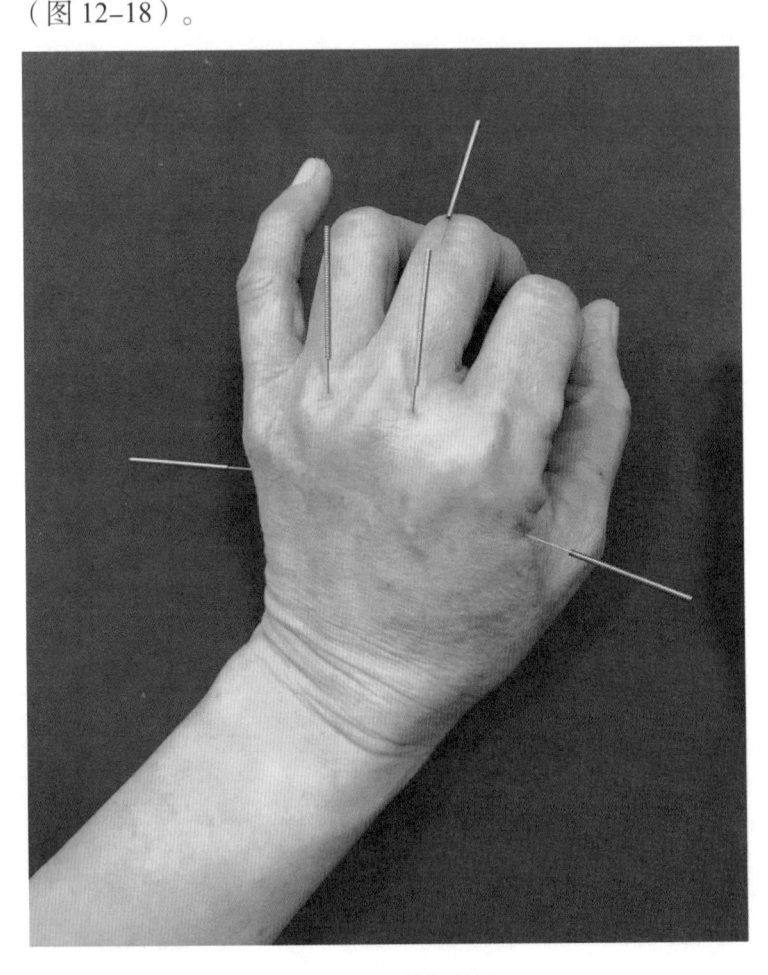

图 12–18　腰痛施针

★ 坐骨神经痛

拇指背一节桡侧赤白肉际掌指关节处入针向指尖方向贴骨平刺 1 针；大鱼际近腕处重仙穴向大拇指根部方向红缨 3 针（图 12-19）。

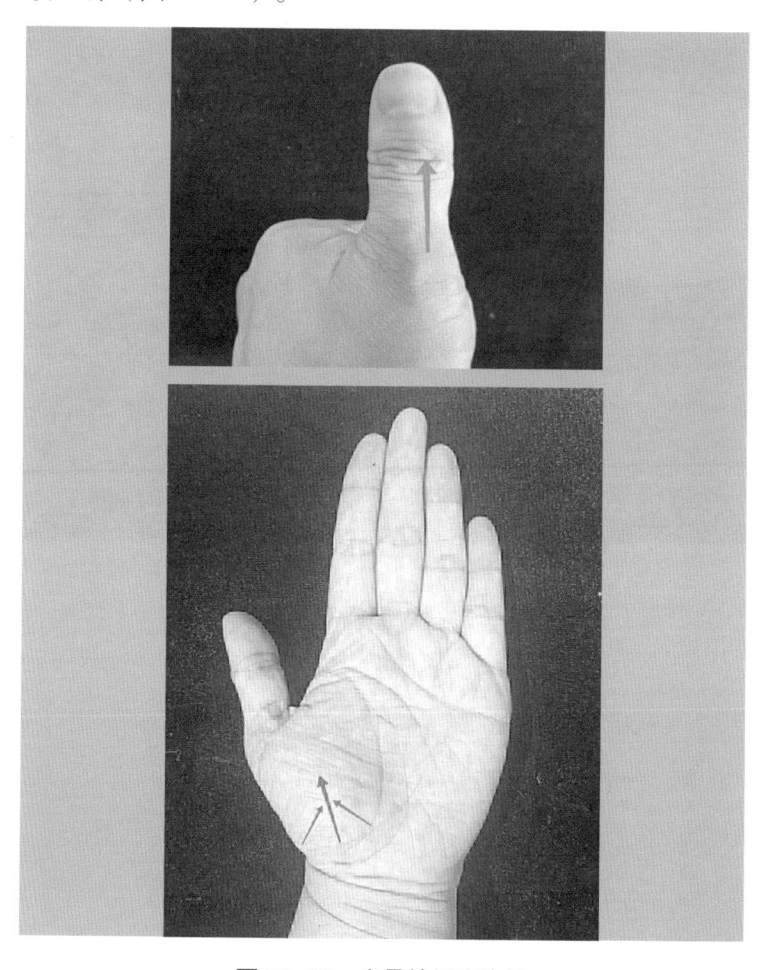

图 12-19 坐骨神经痛施针

★ 膝痛

肘后鹰嘴突下方尺骨左右两侧入针，3 寸针针尖向腕方向平刺（图 12-20）。

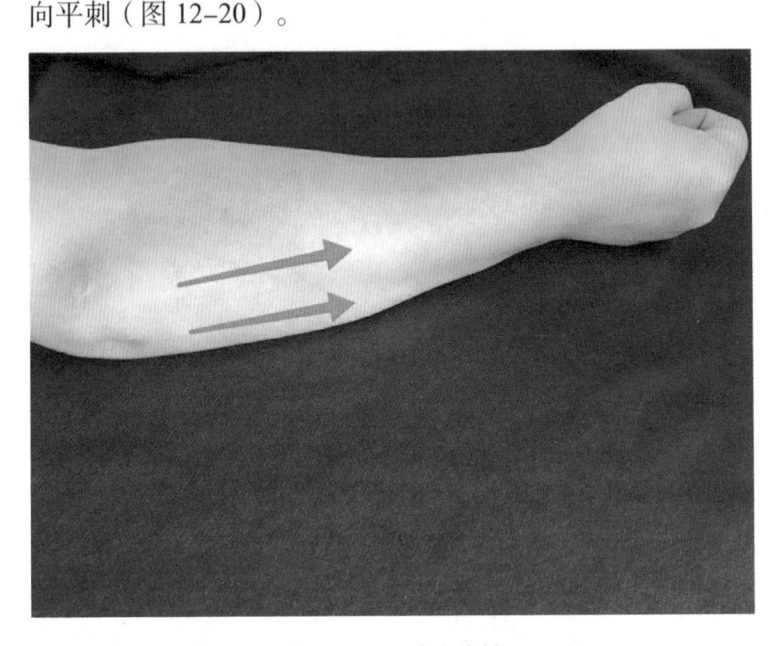

图 12-20 膝痛施针

★ 足跟痛

健侧大陵穴向上掌根 8 分处，用针直刺 3 分，深刺无效，共 3 次（图 12–21）。

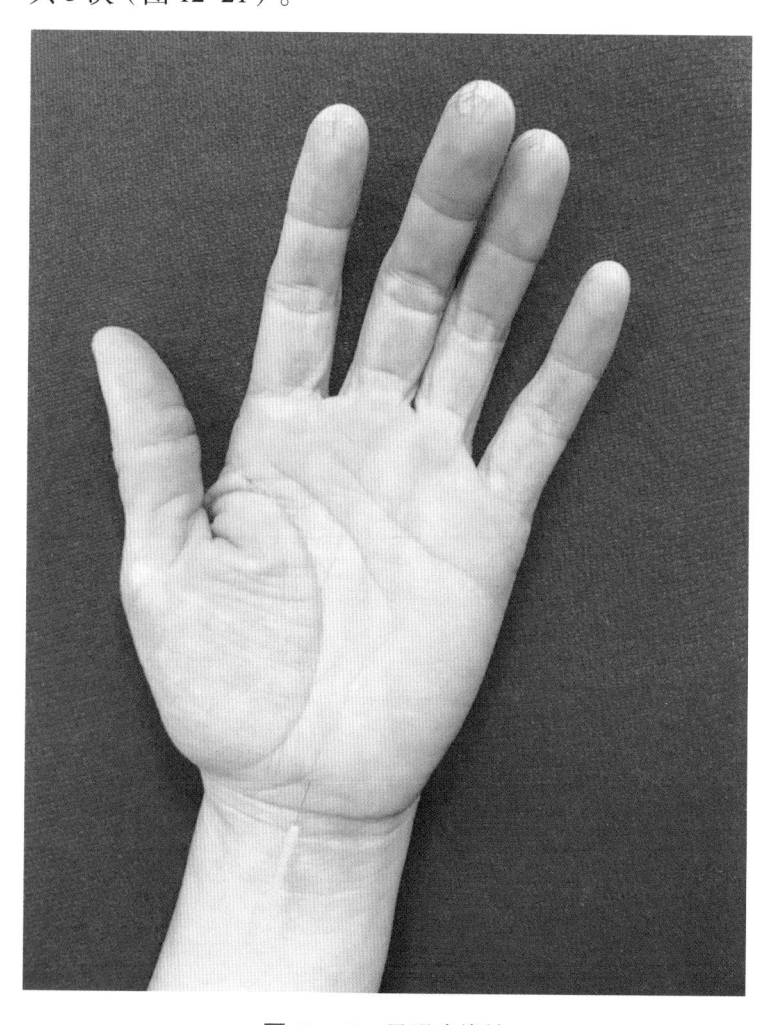

图 12–21 足跟痛施针

★ 崴脚

养老穴立掌取穴，用0.5寸针直刺1针，留针30分钟；4前门透4中门，留针4小时待足部完全消肿（图12-22）。

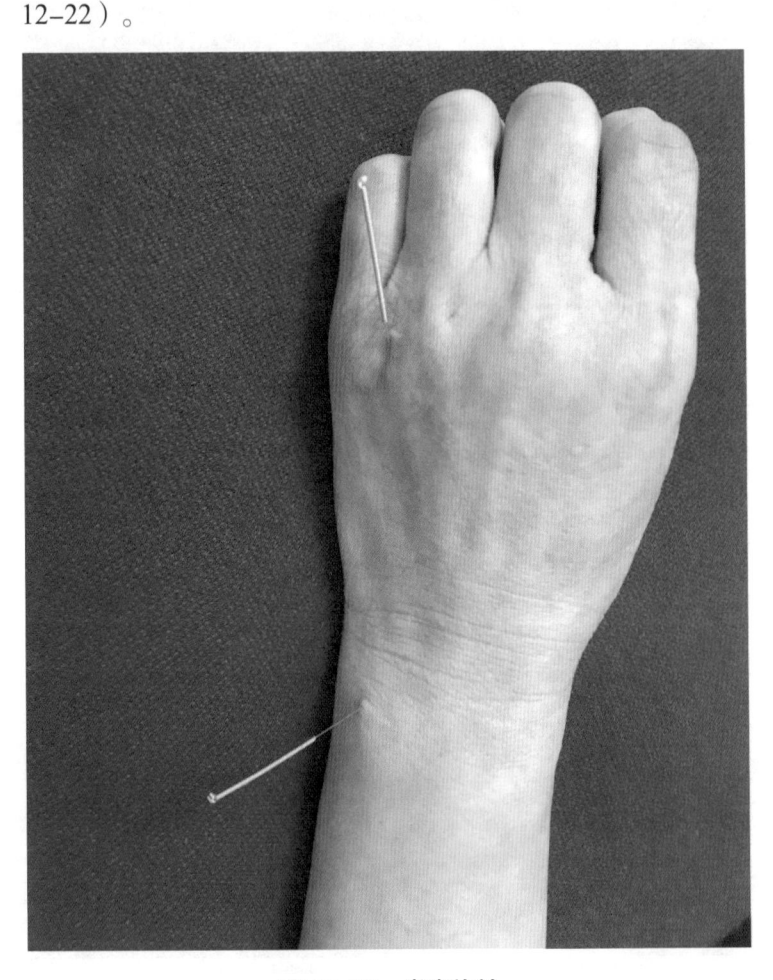

图12-22 崴脚施针

★ 小腿抽筋及肌肉拉伤

小指第二节阴面正中，0.5 寸针，向手指端平刺过关节横纹 1 针（图 12-23）。

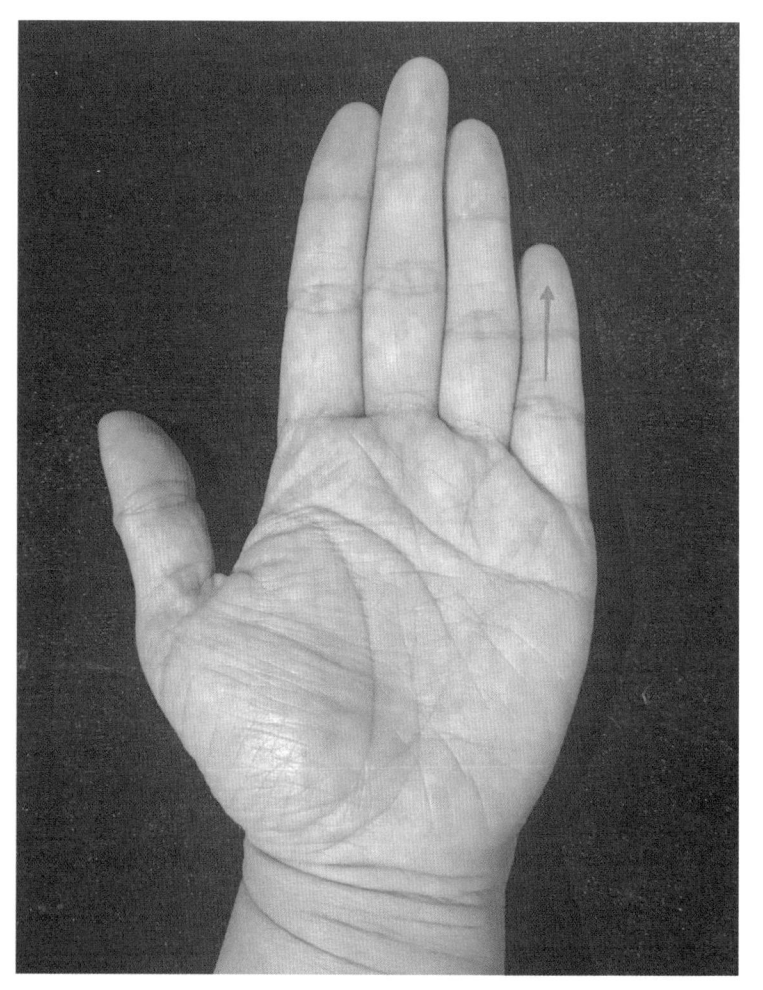

图 12-23 小腿抽筋及肌肉拉伤施针

★ 宫寒不孕

一只手大指第一节尺侧赤白肉际六等分扎 5 针直刺抵骨；另一只手无名指第二节尺桡侧赤白肉际中点两针对刺抵骨。留针 0.5 小时双手交替扎（图 12-24）。

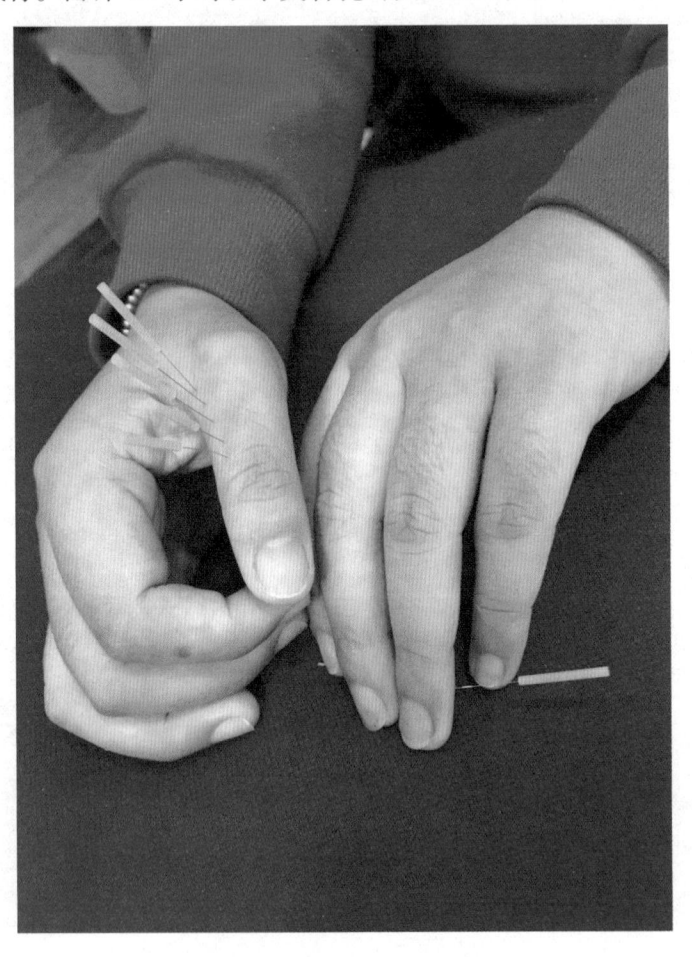

图 12-24 宫寒不孕施针

★ 痛经

拇指第一节尺侧赤白肉际，分四等份向对侧扎三针，三倒马，抵骨；另一只手气血三针来月经前三天扎（图12-25）。

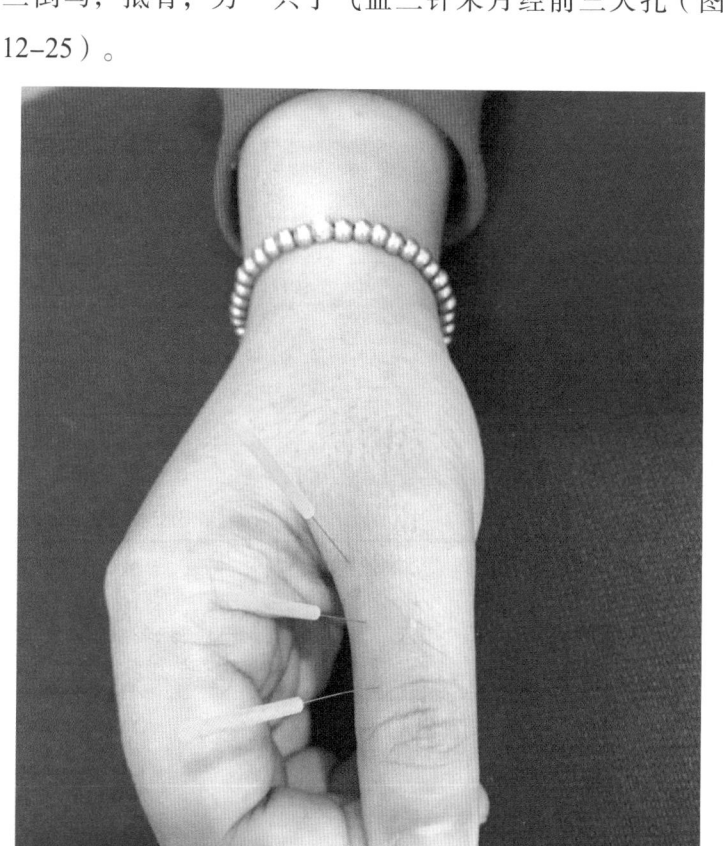

图 12-25 痛经施针

★ 便秘

外关上 3 寸桡侧找反应点或青筋，在反应物上向尺侧直刺 1 针，再向上 2 寸 1 针，再向上 2 寸 1 针，三倒马（图 12-26）。

加双侧委中治疗脱肛、痔疮

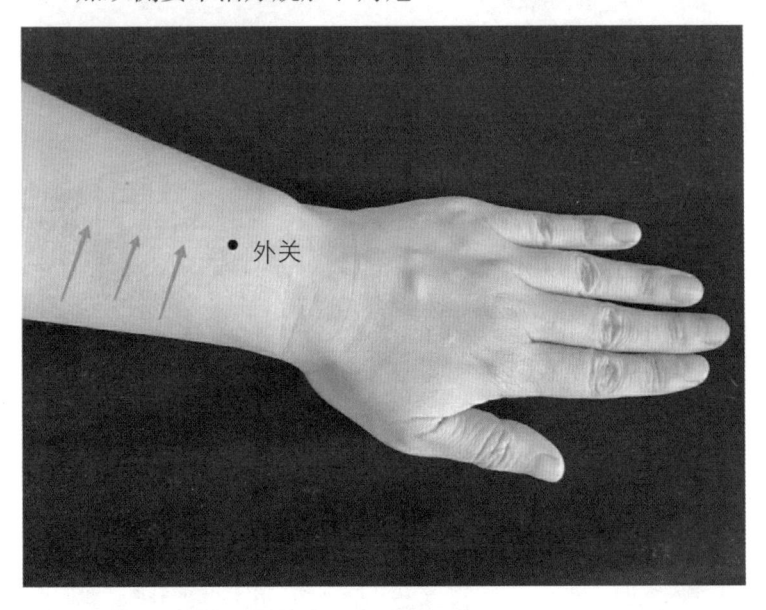

● 外关

图 12-26　便秘施针

★ 上热下寒

　　手中指指背，第二节与末节关节处找青筋向尺侧扎。也可以在2、3、4指阳面末节关节处找青筋向尺侧扎，只留针6分钟即起针，以带出点黑血点为宜；百会向头后1针；足2、3趾骨叉透涌泉1针（图12-27）。

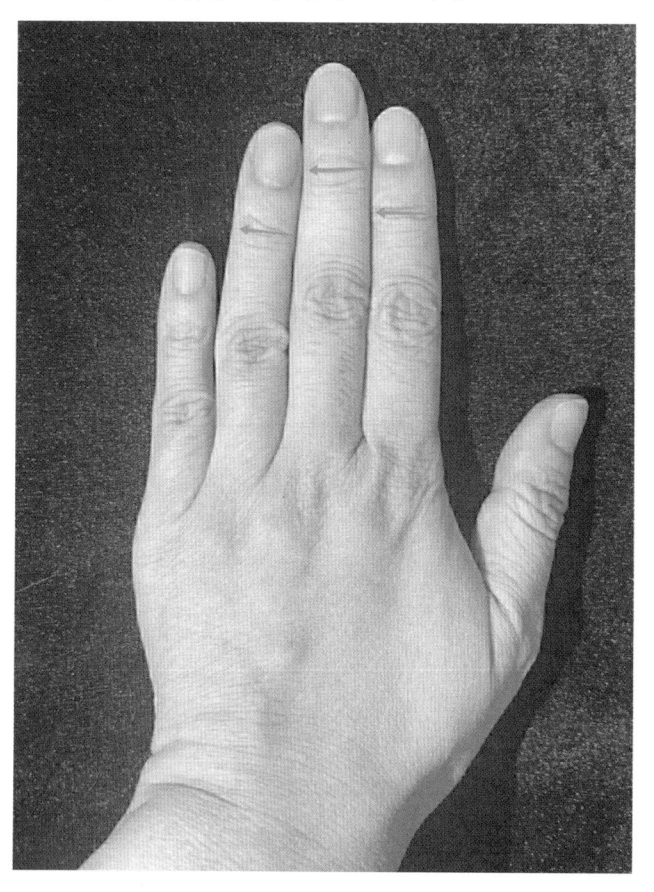

图 12-27　上热下寒

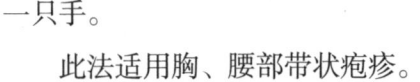

★ 蛇盘疮

拇指末节指背，握拳屈拇指，在少商和老商穴的上方各 0.5cm 处直刺或点刺出血，又在同一只手的小指指背一、二节指节横纹尺侧赤白肉际外直刺或点刺出血（图11-28）。

刺蛇头扎蛇尾，取蛇盘疮蛇头走向前面的那只手进行针刺拦截，以腋中线为界，蛇头一过腋中线，即刻改扎另一只手。

此法适用胸、腰部带状疱疹。

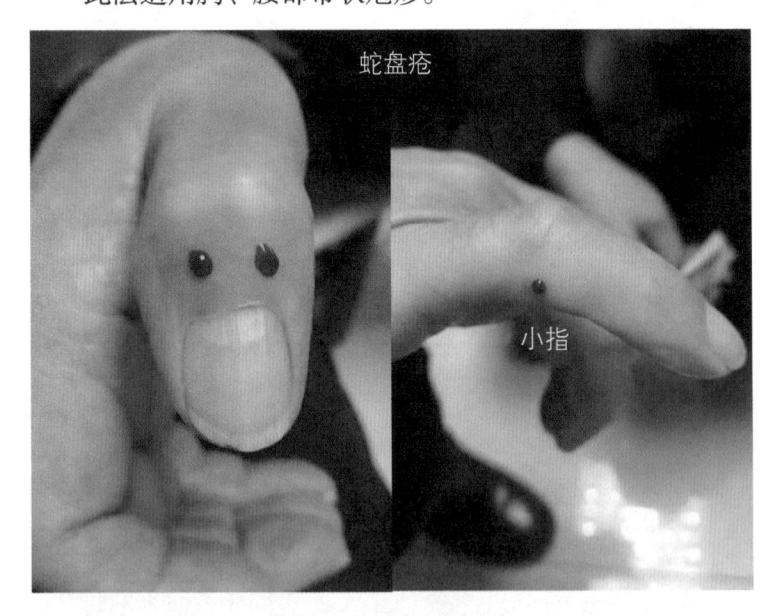

图 12-28　蛇盘疮施针

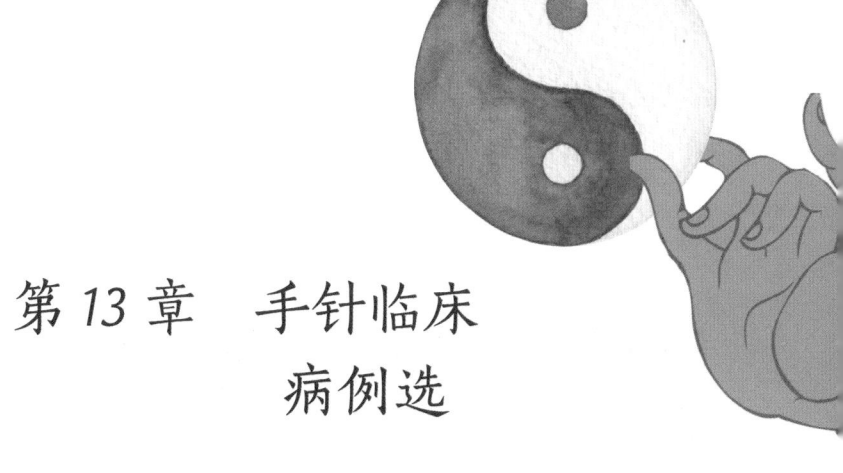

第 13 章 手针临床病例选

一、学员病例选

★ 黄毓仙病例

病例 1：颈椎疼痛。

针方：用中指颈项大飞天 + 小周天针法，配合寒凉膏涂敷，3 次治愈（图 13-1）。

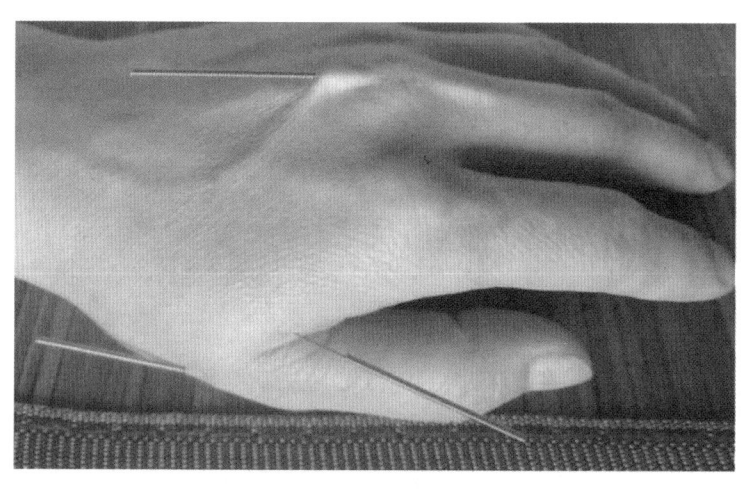

图 13-1 颈椎疼痛针阵示意图

病例 2：变应性鼻炎。

针方：手阳四针＋鼻炎三针，1 次见效，4 次治愈（图 13-2）。

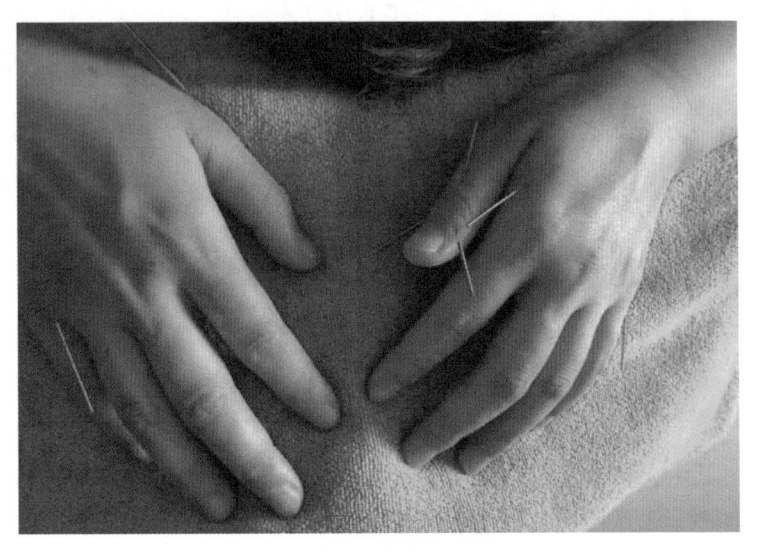

图 12-2　治疗变应性鼻炎针阵示意图

病例 3：腱鞘炎。

针方：手针局部围刺，配合寒凉膏涂敷，1 次见效（图 13-3）。

病例 4：患者，女，15 岁。某日午饭后觉胃痛，逐渐加重，至晚 8 时，疼痛加剧难忍。

针方：扎手针 2 柱、3 柱，5 分钟后疼痛即缓解，30 分钟后疼痛全消，1 次治愈。

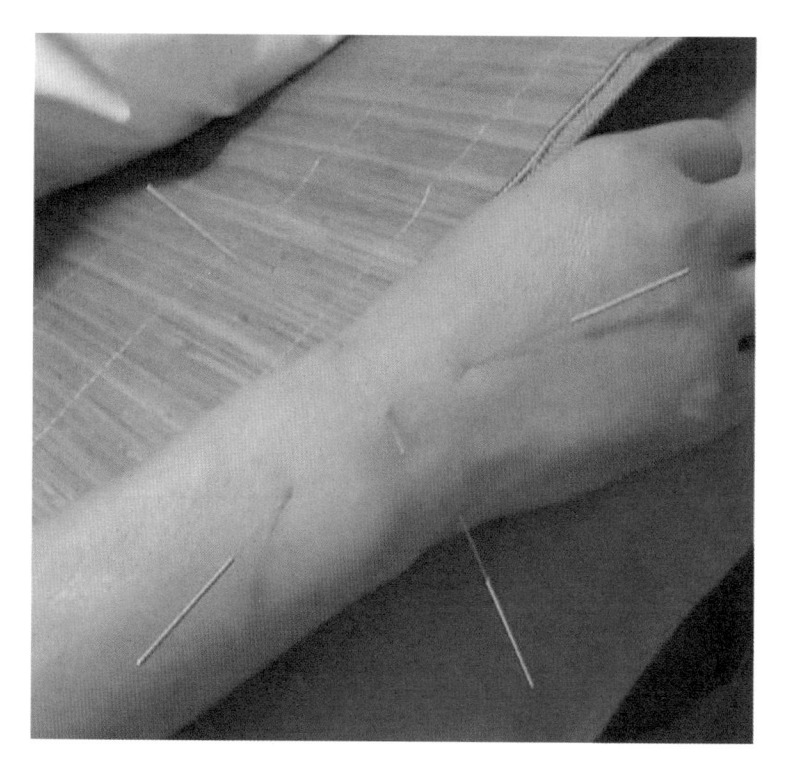

图 13-3　腱鞘炎针阵示意图

病例5：颈椎引起的项痛。

针方：手针对应点围刺，配合寒凉膏涂敷，又中指颈项大飞天 +1 柱、2 柱直刺，3 次痊愈（图 13-4）。

病例6：尿急尿频。

针方：针新合谷 + 骶尾点，形成一个大循环。调动气机，大陵三针，向劳宫。1 次针完尿急尿频减半，患者直呼手针神奇。

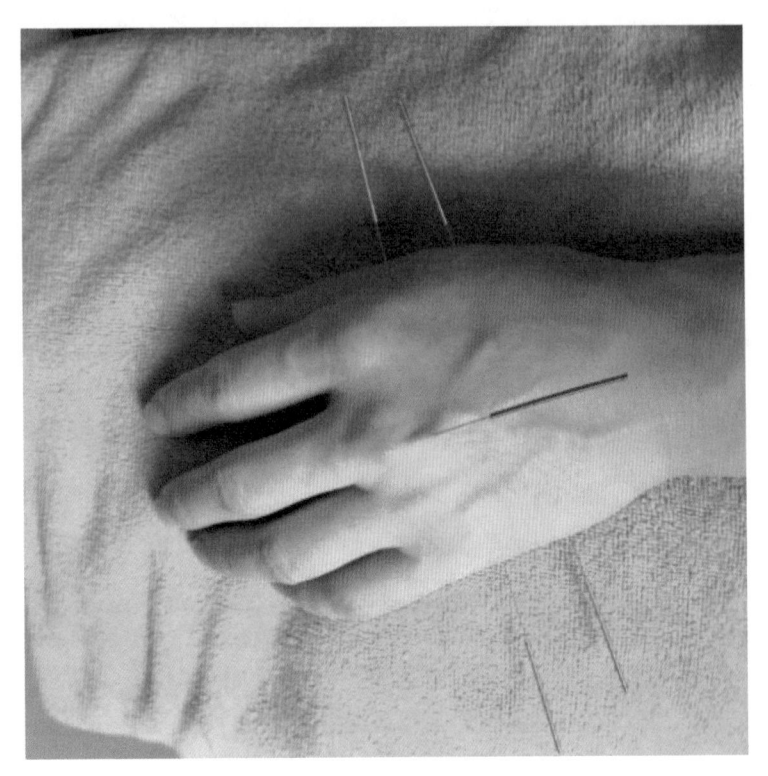

图 13-4　颈椎引起项痛针阵示意图

病例 7：颈椎病压迫手臂发麻。

针方：针左手 1 柱、4 柱互透，2 柱、5 柱互透，右手中指颈项大飞天。治疗 2 次，症状完全消失（图 13-5）。

病例 8：患者，女，45 岁。常有头晕、项强、肩酸、背紧等症状，项背"富贵包"。

针方：针新合谷＋骶尾点，手阳面腕横纹处向腕方向施手阳三针。富贵包局部刺血拔罐，配寒凉膏包敷加热。

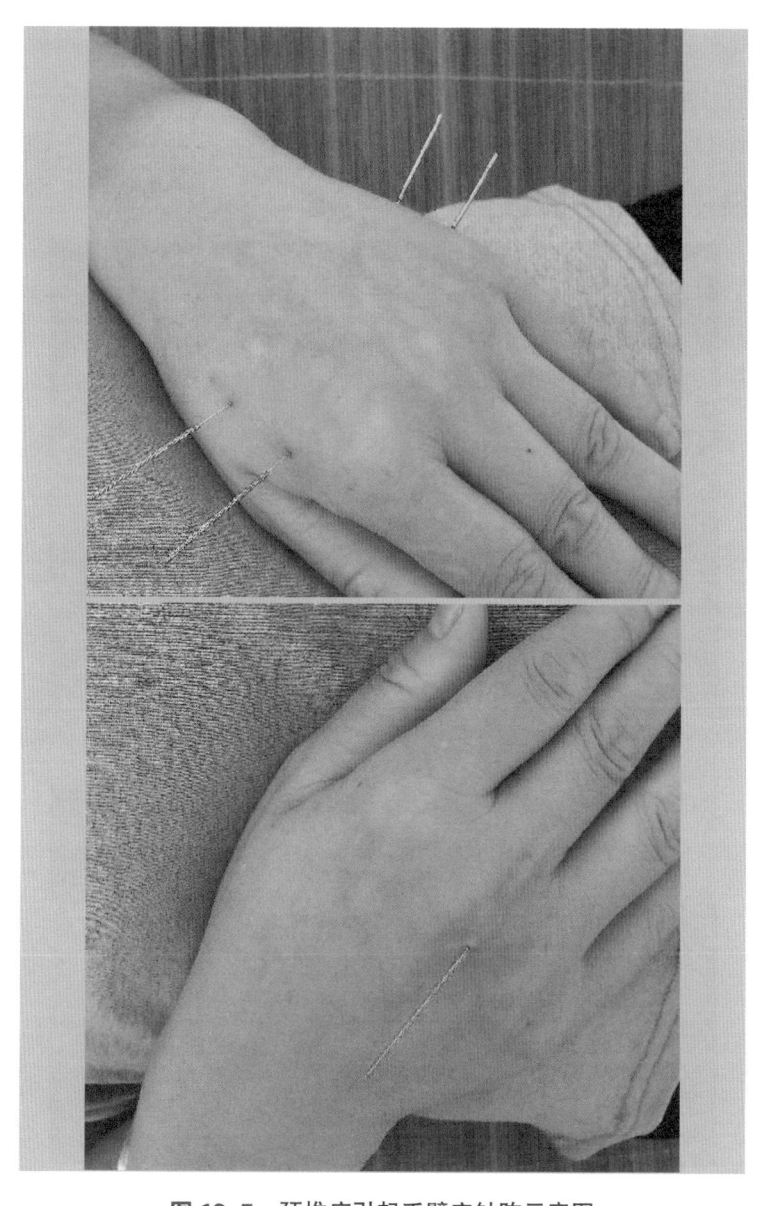

图 13-5　颈椎病引起手臂麻针阵示意图

6次后富贵包消失，上述症状消除。更感惊奇的是，体重减轻1.8kg，睡眠大为改善；此前尿失禁，夜尿频多，现在一夜只起1次；此前大便三四天1次，治疗第五天后，大便隔日1次。一通百通，十分神奇（图13-6）。

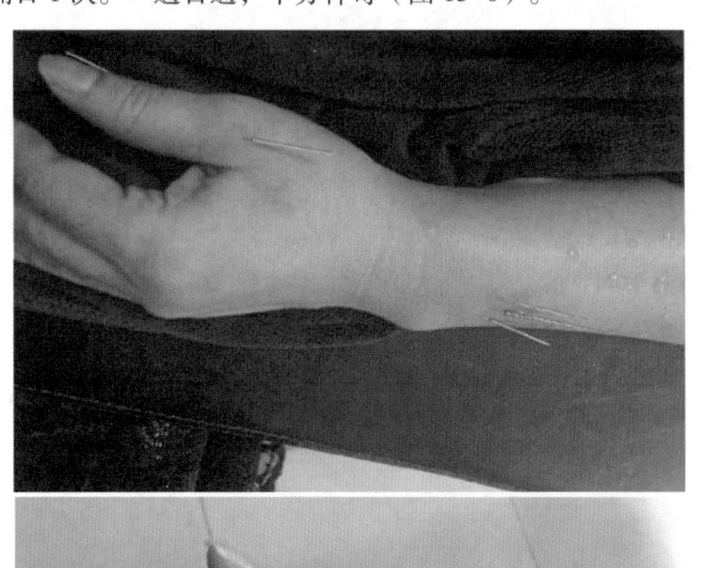

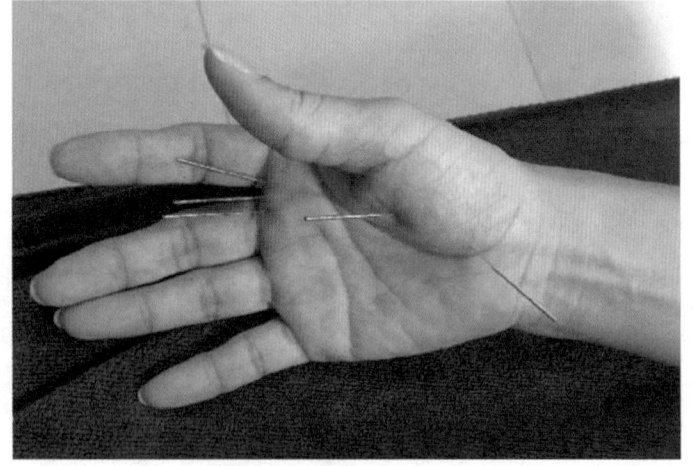

图13-6　颈椎病针阵示意图

★ 龙少仪病例

病例1：患者，男，81岁，肝火上攻，气急志郁，头痛。

针方：乾坤针＋小太极，下针1分钟后头痛减轻，留针30分钟后症状消失（图13-7）。

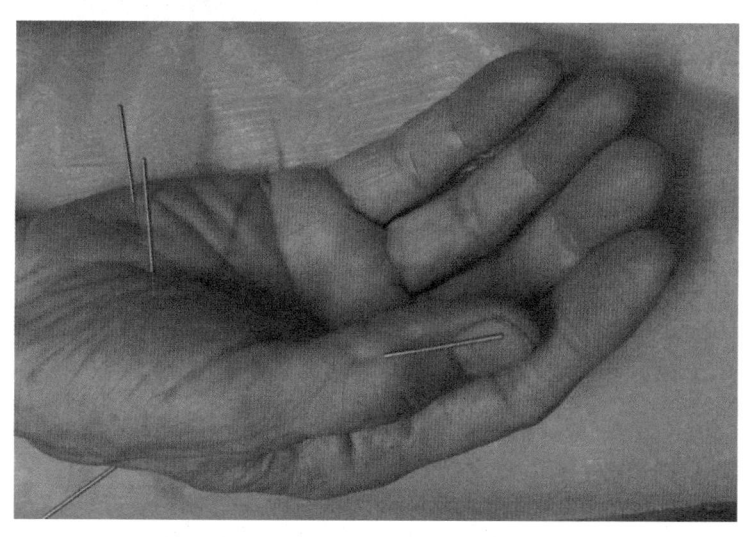

图 13-7　肝火头痛针阵示意图

病例2：患者，男，52岁，脑血栓后遗症，右肩肩周炎，右手麻木，右脚内翻并且麻木。

针方：乾坤针＋示指桡侧二倒马。乾坤针促发全身气机大循环，疏通心脑血管，激活细胞再生功能。示指末节关节横纹二倒马作肩关节对应，效果良好（图13-8）。

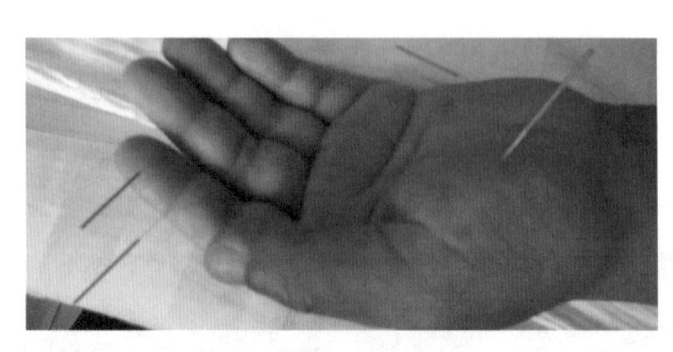

图 13-8　脑血栓后遗症针阵示意图

病例 3： 患者，女，有肺炎、支气管炎病史。支气管扩张，胸闷气短，黄痰多，咳嗽不止，汗不止，正值更年期，住院半月余未愈。

针方：行补阳针，以大周天为主，并施以阴阳针、乾坤针，辅以三子汤、萸肉汤，7 天为 1 个疗程，2 个疗程后治愈（图13-9）。

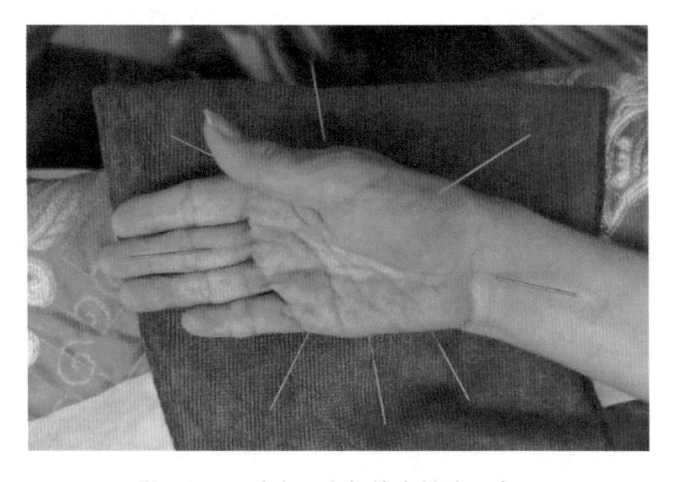

图 13-9　肺炎、支气管炎针阵示意图

病例 4：患者刘某，静脉曲张 2 年。

针方：拇指小周天 + 膝对应小周天 + 大叉一针，加局部艾灸。旨在活气活血通经络，祛寒湿瘀堵。治疗 3 次后，曲张血管已干瘪 1/3。

★ 刘京建病例

病例 1：患者肖某，女，70 岁。子宫下垂 3 个月，伴面黄消瘦，乏力怕冷，气短声弱，大便稀溏。淡白舌，苔白滑，脉沉弱。

针方：小周天，3 柱透 1 柱，4 柱透 6 柱，手阴三针（图 13-10）。

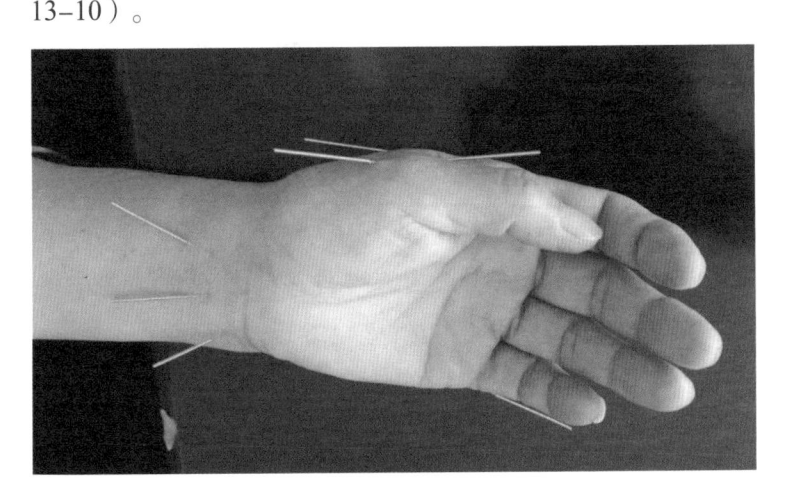

图 13-10　子宫下垂针阵示意图

病例 2：患者面瘫 1 年，左脸偏右歪，肌肉活动僵硬。

针方：右手大周天加面部两针、新合谷一针，左手 4 门两针（图 13-11）。

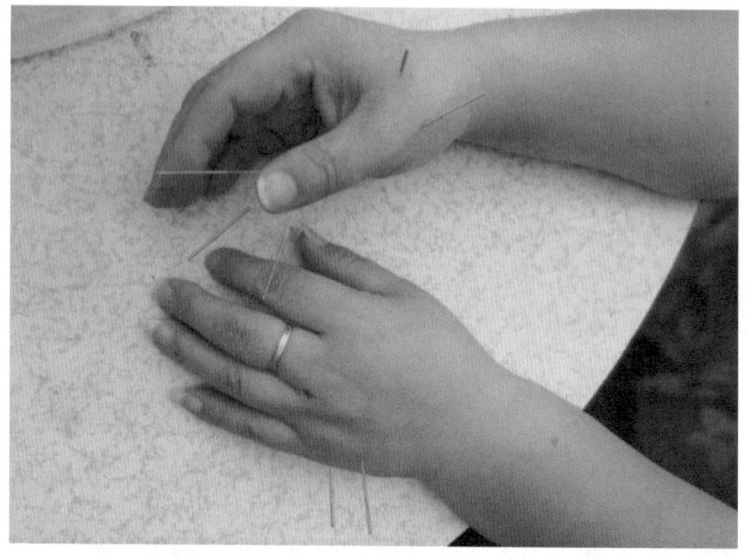

图 13-11　面瘫针阵示意图

★ **姚镇平病例**

病例 1： 赫某，女，73 岁。精神萎靡，面黄无华，气喘吁吁，口渴喜饮，声弱气短，烦而多言。胸闷 (已安装起搏器，素有高血压)，步履艰难 (坐轮椅上二楼门诊)。舌质红，舌干少苔，脉细数。考虑气阴两虚，肝阳上亢。

针方：大周天，中渚穴，心三针，内关透外关。另带药回家服用。

针半小时后，患者面色转微红润，无气喘口渴，胸不闷，且自行站立，行走自如，下楼竟不用坐轮椅，可谓神奇。

病例 2： 岳某，男，64 岁，右髋关节痛疼，屈伸不利，遇寒则甚，约半年，加重半月有余。曾有饮酒史 30 余年。

CT 检查示右股骨头坏死。考虑久酒湿热阻遏，久痛入络，伤肾累骨之骨痹。

针方：大周天，3 柱、6 柱互透，下肢髋关节对应。配合中药，忌酒，禁寒凉。每次针后均感右髋关节轻松屈伸自如，治疗 3 次后无明显疼痛（图 13–12）。

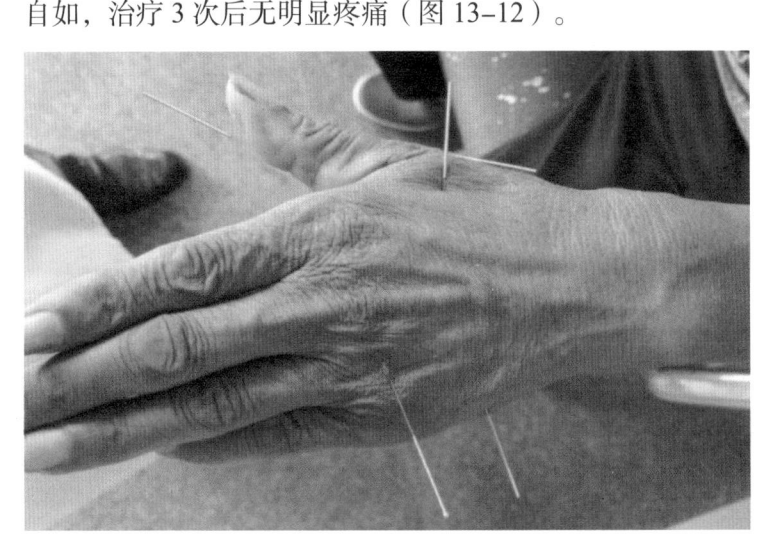

图 13–12 关节不利针阵示意图

病例 3：李某，男，76 岁。自感右下肢水肿，右大腿根部有一肿物月余，平素怕冷，经常熬夜。神清，精神不振，面色黄，形体消瘦，右腹股沟部有多个肿大淋巴结，约鸡蛋大，触之硬，可移动。右下踝关节肿。B 超示多发淋巴结（大约 4.3cm × 2.8cm），建议进一步检查，疑似肿瘤。舌质红，苔白黄，脉浮弦滑。考虑肝经瘀热，痰浊内阻，久伏成巢。

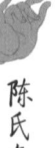

针方：大周天，2、3、4叉，4柱透6柱。

半小时出针后，患者精神较好，面色红晕。头昏、右下肢沉重感消失。

次日二诊，效不更方，继用上次手针针法。针后效果良好（图13-13）。

三诊目的在于升清降浊、益气养阴、调和气血。针掌中乾坤加六柱透劳宫，其意在补益肝肾通心脉。针症合拍，效如桴鼓，后将继续疗之。

分析：患者素有内热，痰浊内阻，窍道不利，外感暑邪，虚实夹杂，清阳不升，故头昏，反复发作；脉络阻塞，肝肾不足，故右下肢发沉且有酥酥感。

陈元伦注：姚主任堪称中医大家，临床案例辨证精确。患者是典型的气机病，气机不畅、肝肾阴虚、寒热夹杂、情志不畅、脉络不通，乾坤两针促发气机大循环，五柱透劳宫打通中焦，加胯对应一针。理念清晰，意向明确，必定效在当下、显于桴鼓。

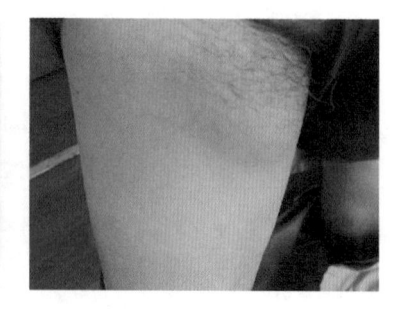

图13-13　下肢水肿治疗前后示意图

病例4：苏某，男，46岁。患者自述，头昏乏力2个月有余，加重2天，日发作4～5次，右下肢发沉乏力明显，有酥酥不适之感。有肘关节痛疼。以往有高血脂病史，曾住院治疗。

患者神清，精神不振，面微红，形体微胖，舌质红，舌苔白微黄，脉微弦数，且无力。考虑素有内热，痰浊阻窍，脉络不通，外感暑邪，气阴两虚。

针方：掌中乾坤，6柱透劳宫，上肢肘尖。配合中药内服，并调节饮食起居（图13-14）。

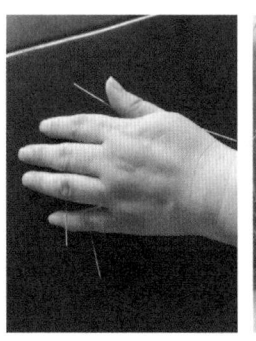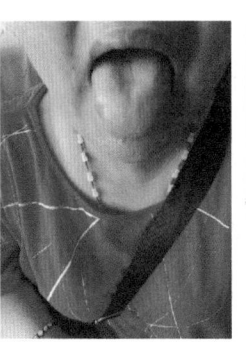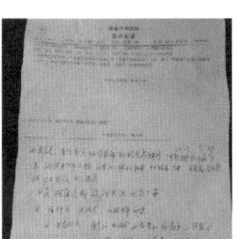

图13-14 头昏乏力针阵示意图

针后马上全身轻松，明显有力，双膝关节疼痛消失，屈伸自如，患者兴奋不已。重要的是，舌苔(手针前后留针半小时)明显变化，针后舌体、齿痕变薄变小，白滑腻苔变薄。

分析：该患者怕冷便溏，双关节腔积液，舌体胖边有齿痕，苔白滑腻。证属脾肾阳虚，痰浊内阻，脉络不通。故手针采用大周天以升阳降浊，通天彻地，阳气得升，浊气自降，脾气得升，诸湿自祛，阳升阴降，圆运形成。再加双膝关节（部位对应，针尖指向病灶）。针穴到位，效如桴鼓，不敢浮夸。

★ 赵万山病例

病例1： 黄某，女，50岁，双下肢（小腿）怕凉不舒服，夜间较重，有10余天。

针方：取下肢对应部位，手阳五针，再加阳池穴，升阳气，气行则血行，左右手交换，治疗7天后痊愈。

病例2： 患者田某，男，56岁，齐齐哈尔市人，右肩背痛1个月有余，活动受限。

针方：针止痛三针及对应点手针，3次痊愈。

★ 万华明病例

病例1： 患者孙某，女，65岁。主诉无力气短，后背酸痛，腿酸沉，曾有过呼吸道感染，被医院误诊为肺结核，用抗结核药治疗一段时间后造成异烟肼中毒，引发后遗症，下肢麻木、僵硬，走路易出现腿僵直，无知觉，甚至不能行走，X线片无异常发现。舌暗红，苔薄，脉细数。考虑血虚、肾虚。

针方：拇指大循环＋快乐十针。治疗10天后，腿麻木感明显减轻，行走自如，后背和膝盖出现向外冒风气（图13-15）。

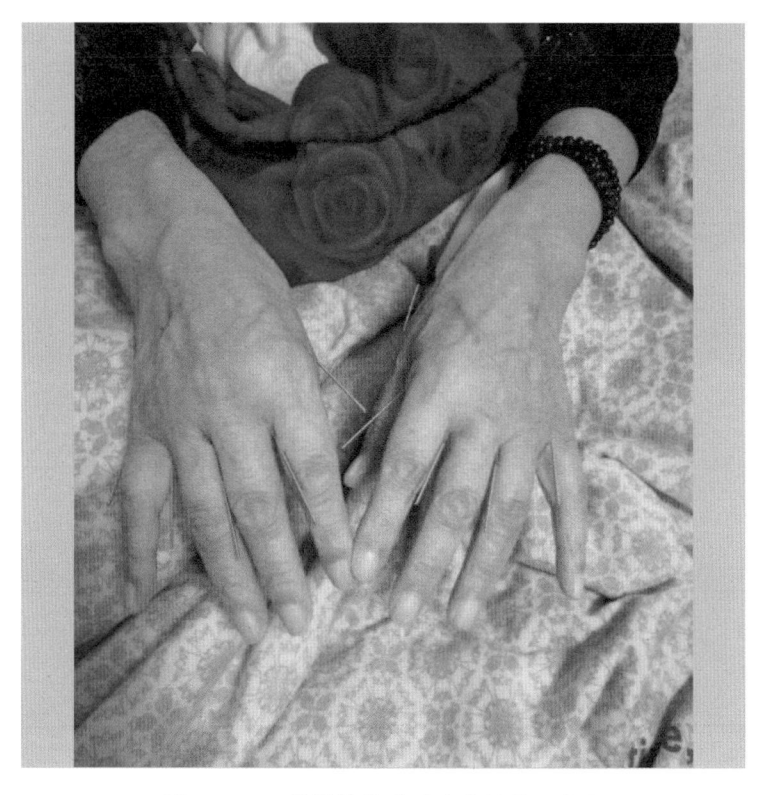

图 13–15　抗结核治疗后遗症针阵示意图

病例 2：患者王某，女，69 岁。主诉便秘，3～4 天 1 次，脑梗死、颈椎增生、颈胸椎盘增厚，眩晕，多梦，时而失眠，耳鸣。舌淡苔白，舌质干裂，脉细数。考虑心血不足，肾精亏虚，脾胃津亏，心肾不交。

针方：手阳四针 + 神门穴。治疗 5 天后，失眠、多梦、眩晕、耳鸣明显减轻，脑梗死、颈椎病的症状也有所缓解（图 13–16）。

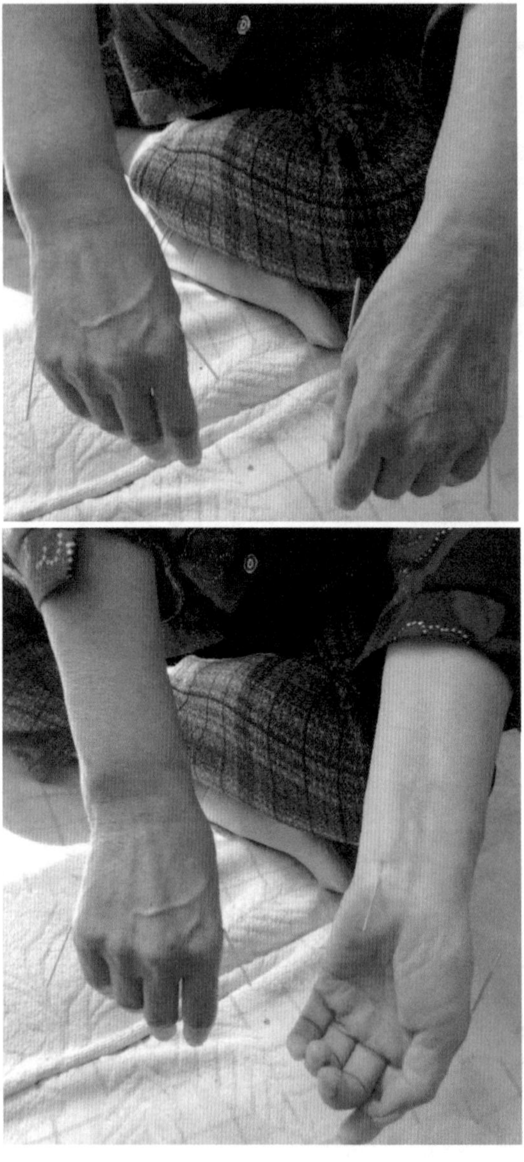

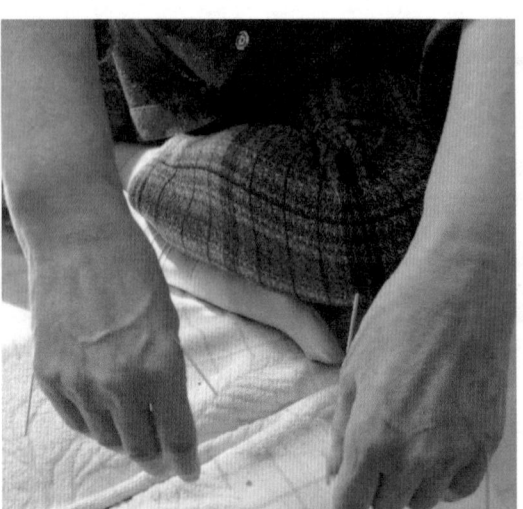

图 13-16 脑梗死、颈椎病针阵示意图

★ 乐夫病例

病例 1： 患者右中指麻，执笔无力。

针方：中指颈项大飞龙 +2 叉、3 叉，构成拉弓射箭，叉加 1 柱、4 柱互透。治疗 2 次痊愈（图 13-17）。

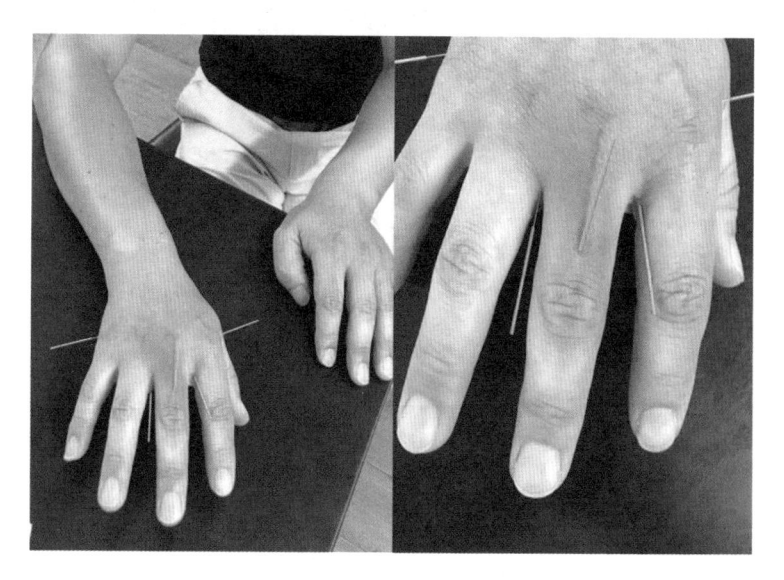

图 13-17 中指麻木针阵示意图

病例 2：患者晕车，头晕恶心，眼花。

针方：小周天＋大鱼际向劳宫两针，共四针，20 分钟后症状全消（图 13-18）。

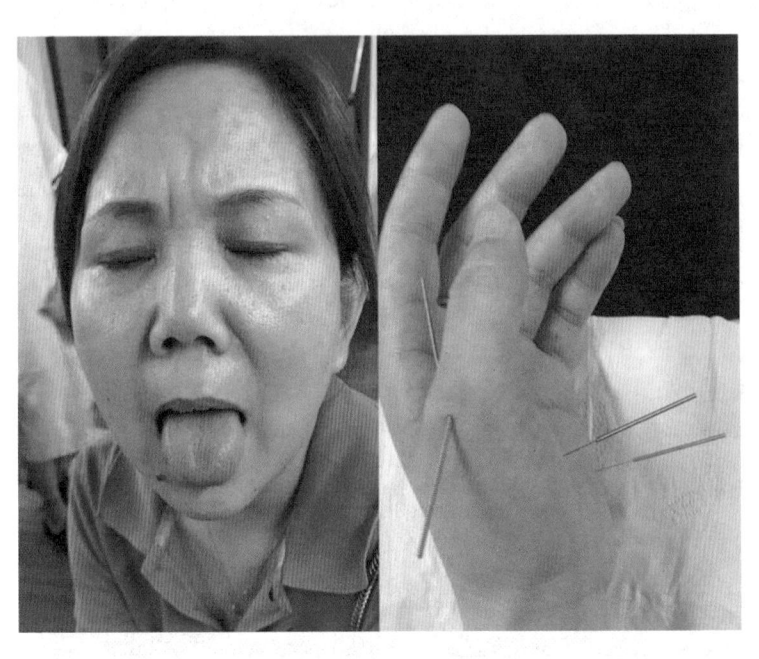

图 13-18 晕车针阵示意图

病例 3：患者胸痛胸闷，心绞痛前期症状三四天。

针方：心经三针＋神门透郄门，大鱼际下方向虎口方向一针。10 分钟后症状明显减轻，留针半小时后症状全消。

★ 王权病例

病例： 患者林某，女，78岁。因多年伏案工作，颈椎骨质增生，颈肩腰背痛，伴头痛目眩，苔白，脉浮数。

针方：小周天 +1 柱透 4 柱，3 柱透 6 柱，颈椎对应部位"拉弓射箭"。10 分钟后患者感觉头脑清醒，神轻气爽。连续治疗 3 天痊愈（图 13–19）。

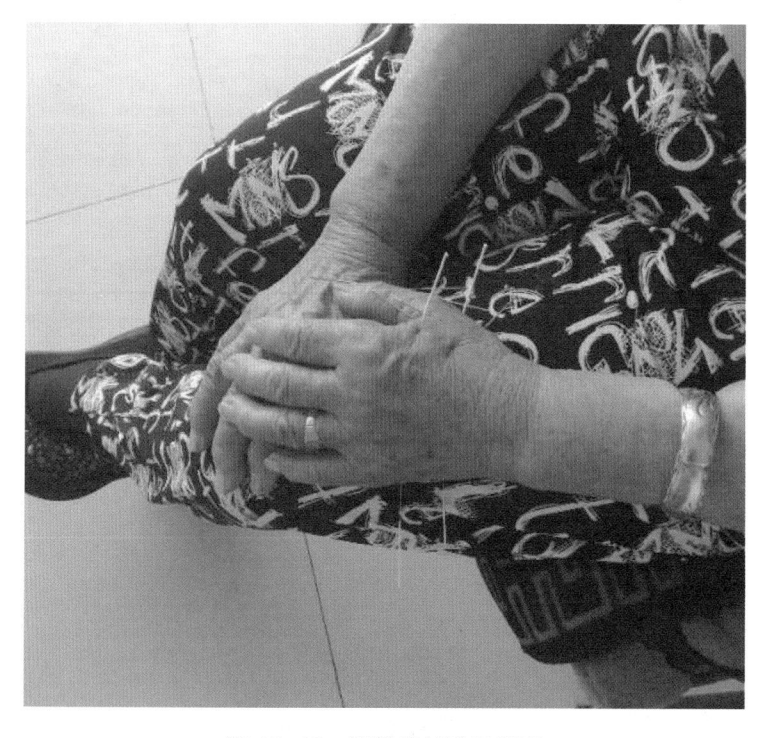

图 13-19　颈椎病针阵示意图

★ 李生富病例

病例： 患者黄某，女，50 岁，双侧小腿畏寒不适 10 余天，夜间加重。

针方：手阳五针，再加阳池穴，升阳气，气行则血，双手交换，治疗 7 天痊愈（图 13-20）。

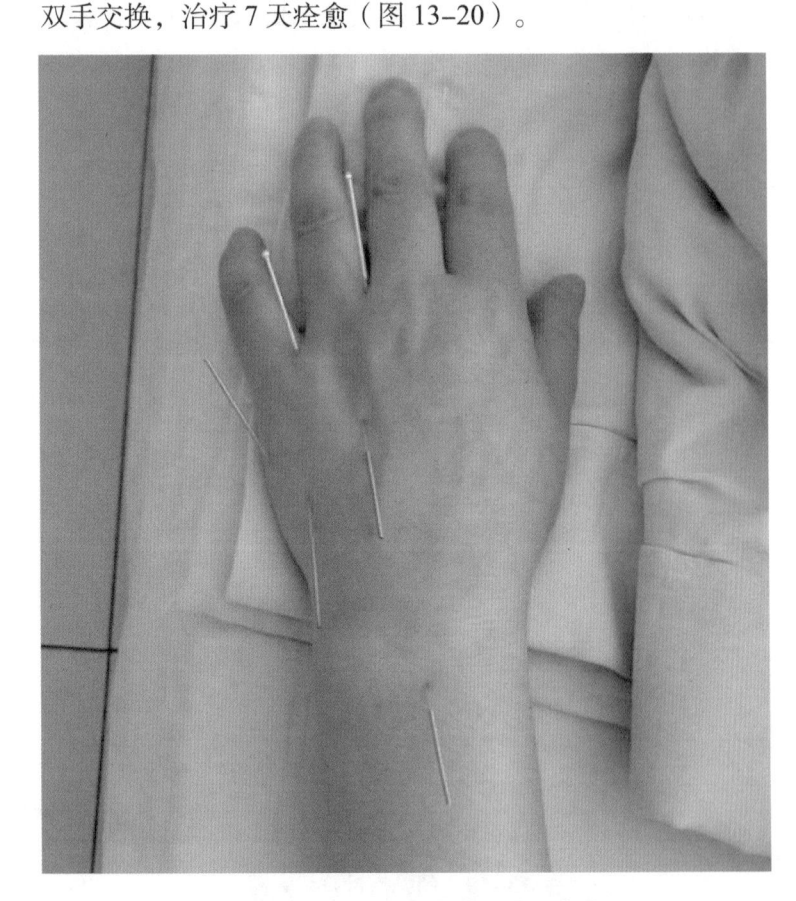

图 13-20　双侧小腿畏寒针阵示意图

★ 吴小燕病例

病例：患者王某，男，81 岁，行动严重受阻，腰部左侧扭伤疼痛，腰椎间盘突出压迫神经，右小腿外侧疼痛，右脚严重肿胀，太冲穴旁筋青乌黑色突起（施以刺血拔罐）。患者本身行动不便，站不动、走不动，不能仰卧、不能俯卧，甚至几秒钟坚持不住，疼痛难忍，共手针调理 7 次加腰椎和右小腿疼痛处涂中药液，前后 1 个月痊愈（图 13-21）。

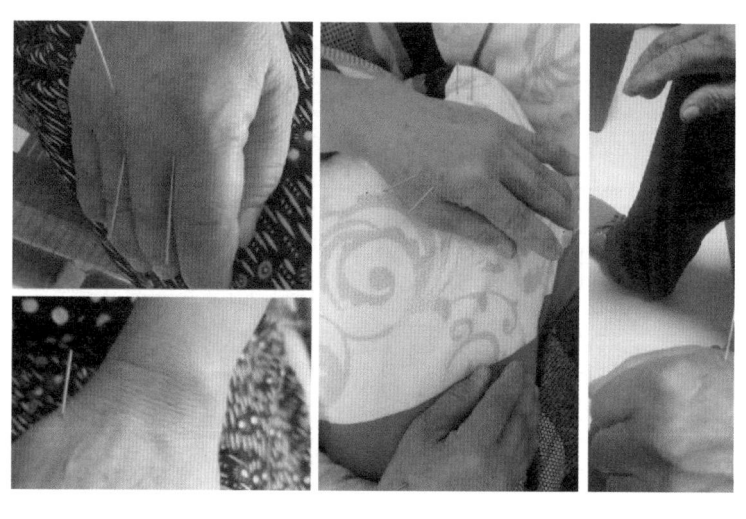

图 13-21　行动不便针阵示意图

二、学员经验分享

★ 刘京建经验

脏腑针法：六时吉祥针＋气机大循环，调理一切脏腑不适。

心肾协调针：补元三针＋心肺阴阳针。此针法调气机循环，适用于心火上逆，肺气不降，肾气不足。

★ 李延早经验

精神分裂症状的治疗如下。

1. 从鱼际穴向上少商方向针刺 3 寸（双侧手太阴肺经）。

2. 从劳宫向上针刺 2～3 寸（双侧手厥阴心包经）。

3. 从少府向上针刺 2～3 寸（双侧手少阴心经）。

4. 从商阳向二间针刺贴骨 4 寸（双侧手阳明大肠经）。

5. 从关冲向液门方向针刺 2～3 寸（双侧手少阳三焦经）。

6. 从少泽向前各贴骨针刺 3～4 寸（双侧手太阳小肠经）。

以上部位强刺 5～10 分钟，然后保留 30 分钟。交互捻转（图 13-22）。

如遇患者打骂、态度恶劣，加鼻尖穴 1.5～2 寸，涌泉穴 3 寸，45° 斜刺。中医学讲阳降阴升，使阴阳平衡；西医学讲刺激大脑神经，镇静安神，10～15 天为 1 个疗程。

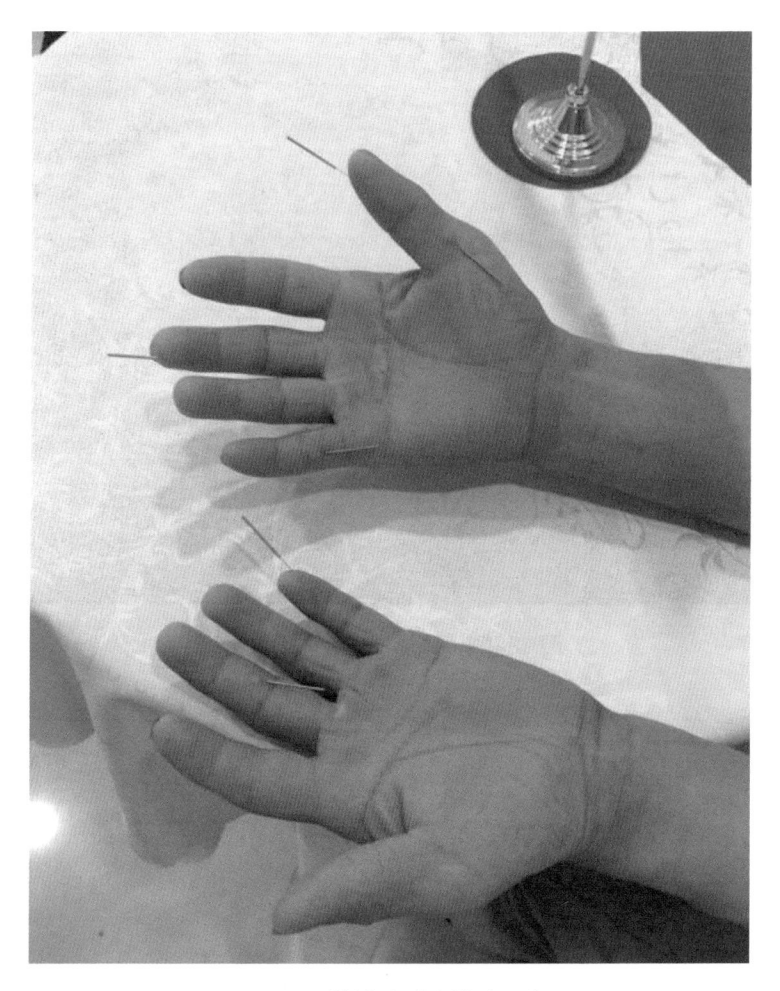

图 13-22　精神分裂症针阵示意图

★ 蔡庆斌经验

鼻炎流涕不止，扎鼻三针＋新合谷一针，速效（图13-23）。

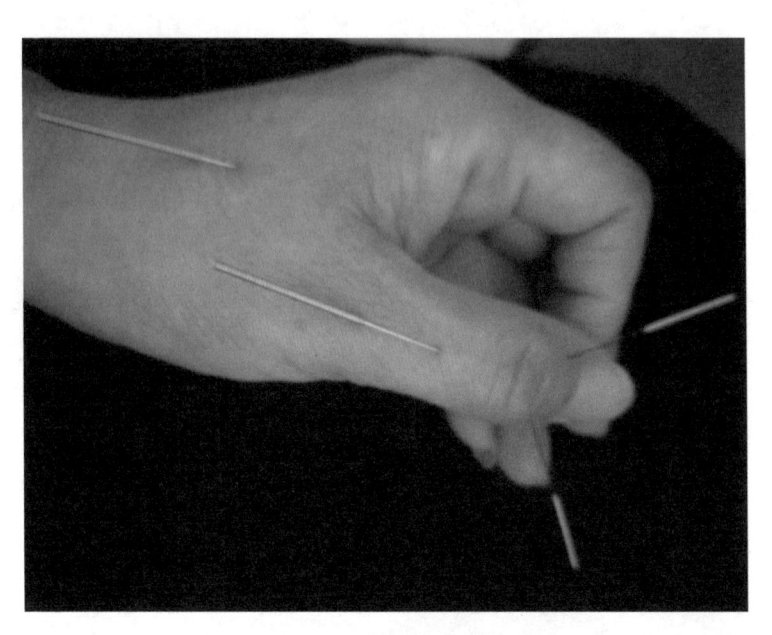

图 13-23　流涕不止针阵示意图

★ 滕建兵经验

　　小循环（调动气机，气血循环好）加 2 柱（调动脾胃气机促进人体圆运动）加大鱼际两针（调动肝肾气机），治疗脉弱、心脑供血不足、胃肠型感冒、头晕、颈椎不适，效果良好（图 13-24）。

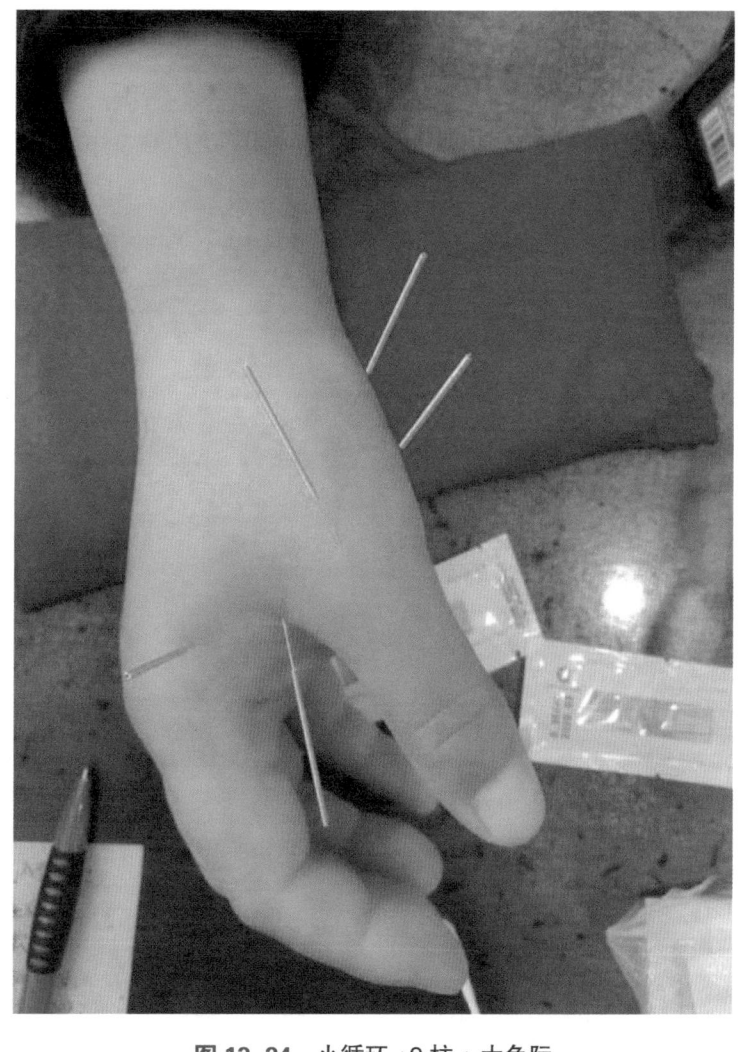

图 13-24　小循环 +2 柱 + 大鱼际

三、针刺前后舌苔对比图

扎针前后拍舌图对比是陈氏气道手针的创新，扎针半小时后舌质、舌苔及气色大多会有明显变化。

病例1：患者脸麻、咽痛，针刺后舌体裂纹变浅（图13-25）。

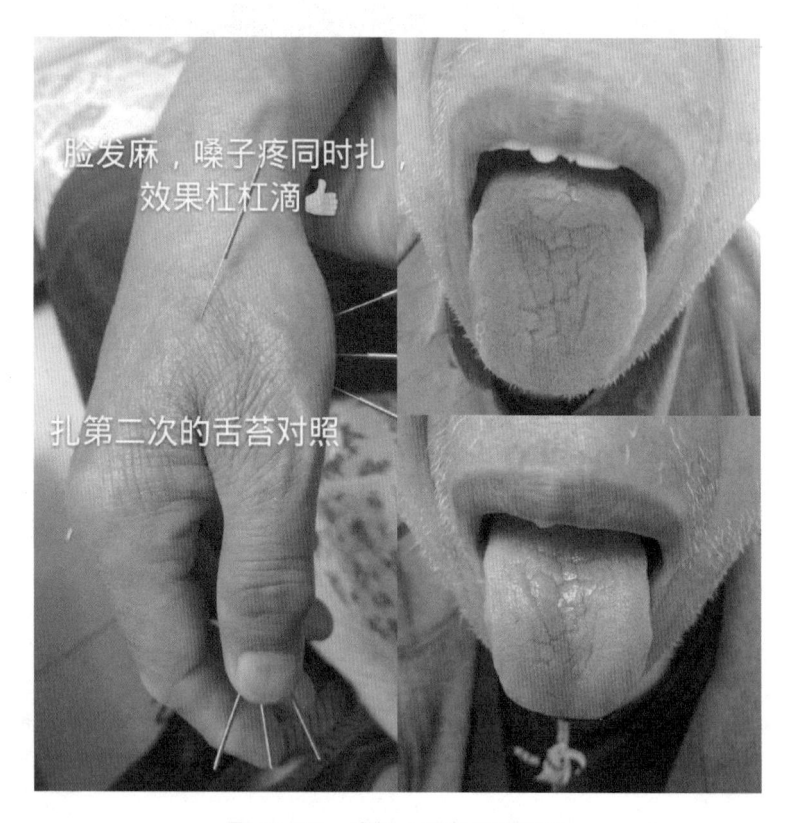

脸发麻，嗓子疼同时扎，效果杠杠滴👍

扎第二次的舌苔对照

图13-25 病例1施针前后对比

病例 2: 患者鼻塞不通，既往有过敏性鼻炎，针刺后鼻通，舌苔变薄（图 13-26）。

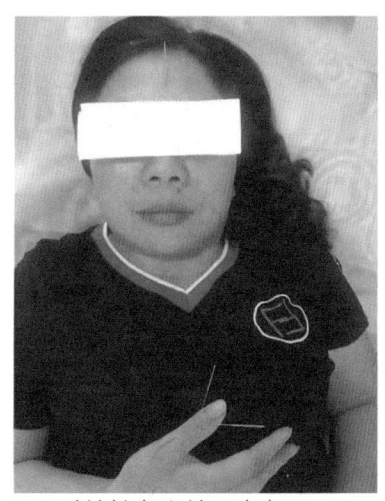

过敏性鼻炎针一次鼻通了

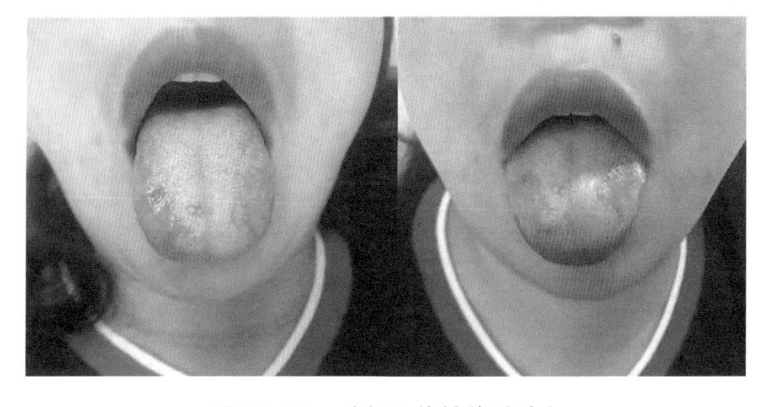

图 13-26 病例 2 施针前后对比

病例3：患者项痛、腹胀，针刺后，舌体裂纹变浅（图13-27）。

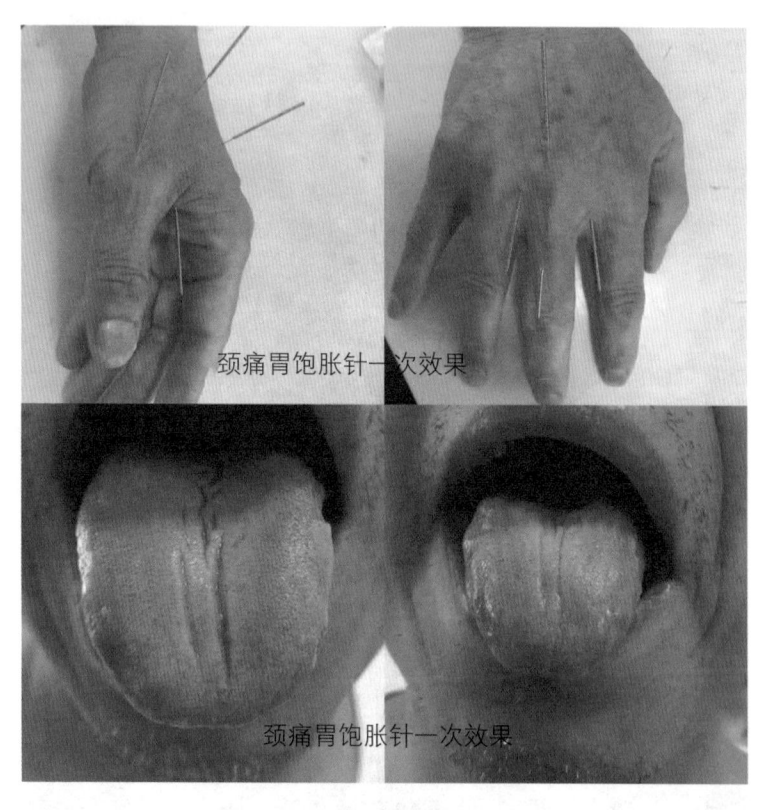

颈痛胃饱胀针一次效果

颈痛胃饱胀针一次效果

图 13-27　病例 3 施针前后对比

病例 4：患者口干、便溏，针刺后，紫暗的舌体转红润（图 13-28）。

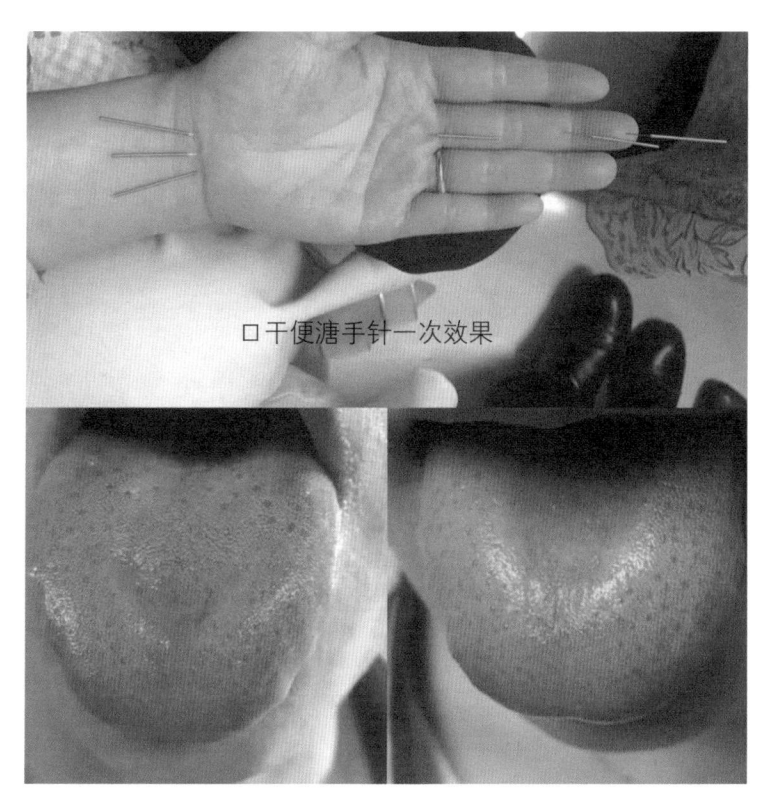

口干便溏手针一次效果

图 13-28 病例 4 施针前后对比

　　病例5：患者偏头痛，针刺后舌体裂纹消失（图13–29）。

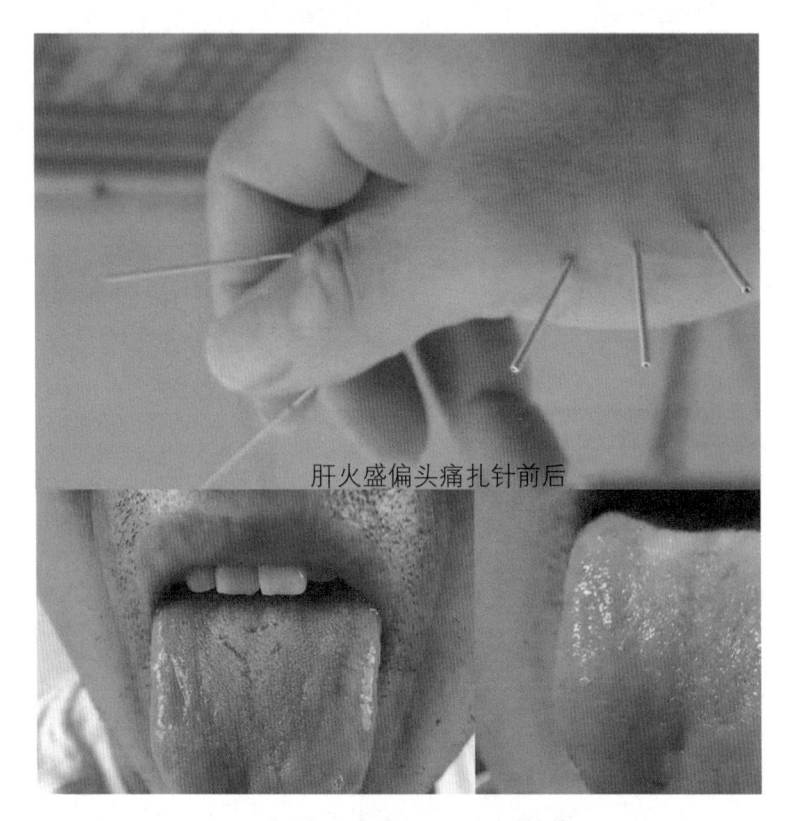

肝火盛偏头痛扎针前后

图 13–29　病例 5 施针前后对比

病例6：患者感冒、身无力、咳嗽，针刺后黄腻苔减退（图13-30）。

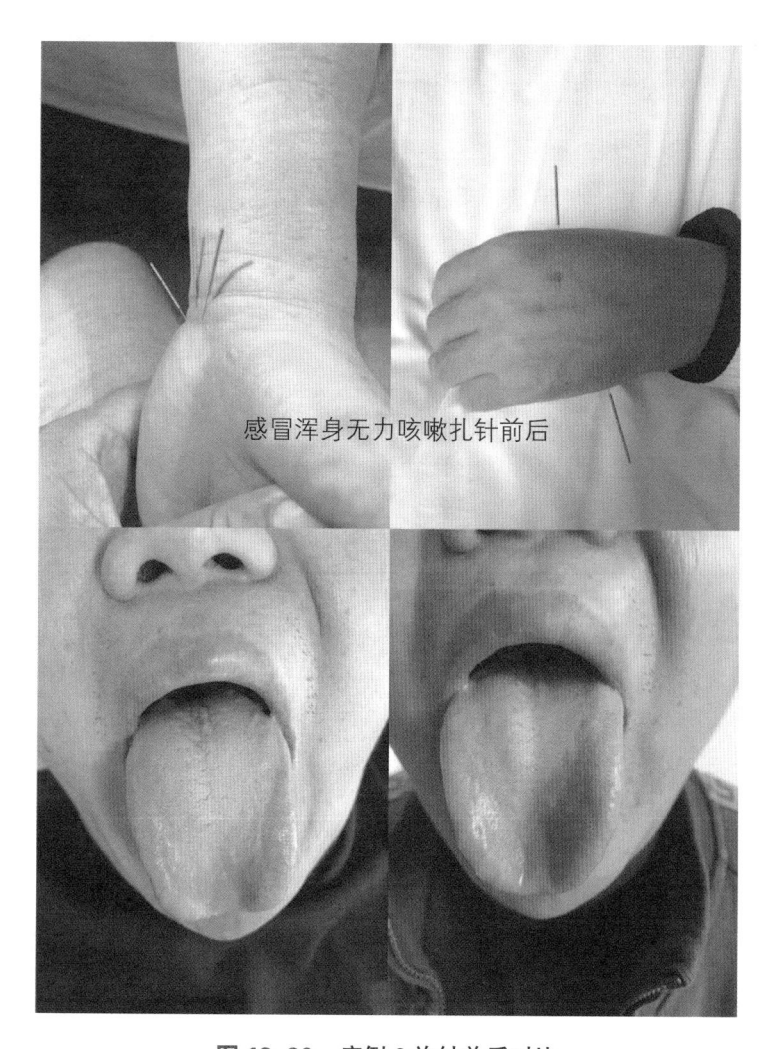

图13-30 病例6施针前后对比

参考文献

[1] 朱振华. 手针新疗法 [M]. 北京：人民军医出版社,1990.

[2] 方本正. 手象针与足象针 [M]. 西安：陕西科学技术出版社,1994.

[3] 陈德成, 张民庆. 手足针灸疗法 [M]. 上海：上海科学技术出版社,2000.

[4] 王富春, 高颖. 中国手针疗法 [M]. 北京：科学技术文献出版社,2005.

[5] 余浩. 阴阳九针 [M]. 北京：中国中医药出版社,2016.

[6] 刘正才. 道家针灸 [M]. 上海：上海科学技术文献出版社,1999.

[7] 李长俊. 无极针法 [M]. 北京：中国中医药出版社,2017.

[8] 彭子益. 圆运动的古中医学 [M]. 李可, 校. 北京：中国中医药出版社,2007.

[9] 彭子益. 圆运动的古中医学 (续) [M]. 北京：中国中医药出版社,2009.

[10] 樊学鸿, 金薛. 气道中医 [M]. 北京：化学工业出版社,2017.

[11] [英] 诺娜·弗兰格林. 五行针灸指南 [M]. 龙梅, 译. 北京：中国中医药出版社,2014.

后记　针道

拙作止笔，即将付梓，但心头总还是空落落的，大有《易经·系辞》上所说"书不尽言，言不尽意"之感。要对谁人讲清楚，对谁人交代明白呢？当然是对读者，对学生，对徒弟。身为作者、老师和师傅的我，感觉意犹未尽。

唐代提倡"文道合一"的大思想家、教育家韩愈在论及师道时，给"老师"做了这样的定义，"师者，所以传道授业解惑也"（《师说》）。通常，人们把"师傅"界定为传授技术的人，把"老师"界定为传播知识的人。韩愈认为老师有三个职责：传道、授业、解惑，他把传道列为职责之首。

今天是一个重视学业和学历的时代，也是一个重视知识和技能的年代。全国各种培训班、学习班若烂漫山花，蓬蓬勃勃。求学者都希望得到真技术、真功夫，恨不得人人一身绝技；教授者也用尽浑身解数，恨不得弟子三千、桃李天下。可是冷静观察，这期间有几人重视求道，又有几人真心传道呢？如韩愈所说"小学而大遗，吾未见其明也"。

本书洋洋十数章，附图近百，不知我是否一一解说明了？我所收学员也近百近千，那么他们又能否全部通晓了？

我从授业的角度分析，似乎已经说明白了，他们学了三四天，全都会扎针治病，个个称赞陈氏手针好学、易记、简单、方便，甚至是立竿见影。然而，这只是术。记忆力再强，手法再灵巧，也只是停留在执行层面的一个熟练的"扎针匠"，是"粗工之为也"。要想成为一名真正的针灸大家、手针大师，还必须进入"道"的层面，以道御术。这就是我前面讲过的"以道御术则术精，以术载道则道明"。

那么"手针之道"到底是什么呢？常言说得好，"真传一句话，假传万卷书"。真正的手针之道其实就三句话，下面我就把三个要义传授给大家。

第一要义藏在哲学楼里，首先是要确立"气"的观念。作为手针医生，重要的不在于学习了多少治疗各种疾病的具体针方或方案，而在于要建立起一种以"气"为核心的理论体系，即用"气"的观念来解释疾病、健康和各种生命现象。

"气"是传统中医学的核心思想、核心观念。西医学用生物学理论来诠释生命现象，来解释人类的健康和疾病问题。西医学认为组成人体的基本物质是糖、脂肪、蛋白质、粗纤维和各种维生素，人体生病就是这些生命元素的缺失或者偏离。诊断疾病也只是从生物学的量变指标来评价人类的健康与否。他们肢解了人体的完整性，认为不是人生病，而是细胞、组织、器官生病，用各种分子、物理、化学的指标来评价人是否生病。在治疗上，西医学也尽量采取一些特异性的手段对各项指标进行调整；甚至在抗菌、抗病毒方面，其思路也是改变细菌或者病毒的生化结构，使其失去生存的能力，从而治愈疾病。

这种用生物学的指标来解释生命，用机械论的观点来阐释疾病的观念已经存在了200多年，几乎占据统治地位。早在17世纪，美国科学家拉·美特利写了一本书就叫《人是机器》。他说：难道骨骼不是齿轮吗？难道肌腱不就是齿轮带吗？难道心脏不就是一个泵吗？他认为，人体其实就是由各个机械零部件组成的机器。哪个零部件儿坏了把它拆下来换掉。这是一种纯粹的机械论，以此观点来研究生命现象必然是"头痛医头，脚痛医脚"。

一直到现在，这种思维方式仍然影响着很多医务人员，也影响着很多年轻人。我们的学员经常会提出这样一些问题，如关节炎如何治疗、胃溃疡如何治疗等。他们认为，每个疾病都有特定的发病原因、检查指标和治疗方案。这是纯西医学的思维方式。

这种思维方式已经开始受到了批判，人们将其定名为"生物医学模式"。医学模式就是看待医学和疾病的总观点、总方法，以往的医学模式是单纯的"生物医学模式"。实际上，人是一个极其复杂的生物体，不是由细胞、器官、组织组成的简单有机体，而是有感情和各种社会联系的复杂生命体，单纯用"生物医学模式"来看待健康和处理疾病有失偏颇。

中医学的思维模式不是机械论，不是生物论，而是整体论。人作为一个整体，其一切生命活动与自然界的规律和轨迹是统一的，是相互关联的。从人体内部来讲，五脏六腑、皮肉筋骨、气血津液也是一个整体，组成了一个完整的有机体，是一个阴平阳秘的统一体。

人的生命活动是以气机运动的形式存在的。人的整个生命活动都是由气来主宰的，气行血行、气滞血凝甚至气绝身亡。一旦人的气不足，或者气的运行轨迹发生了偏离，人就会生病。一旦气不在，生命就会结束。中医学认为，"气"无处不在，每一个器官和组织都有自己的气。胃为胃气，脾有脾气，肝有肝气，胆有胆气，四肢百骸，五脏六腑各有其气。气无处不在，有表气有里气，有营气有卫气，有脏腑之气，有经络之气。正是因为全身气机的存在，生命才存在。中医学认为，这些气是以一种"阴阳鱼"的形态在不断的运行运转的太极图。这个图包含着阴阳消长，包含着圆运动的轨迹以及生命活动的全部奥秘。不管是内因或是外因，只要影响了气机的运动变化，就会产生疾病。西医学认为是细胞生病，中医学认为是气机生病。所以中医学诊断疾病是判断气机正邪盛衰；治疗疾病就是在调整气机，泻其有余，补其不足，纠其偏正，把气机状态调整到正常状态，疾病自然治愈。因此，我们必须牢固地树立"气"的观念。

"气"的学说是中医学的魂。唐宋以前的中医学理论都强调"气"和调理气机。整部《黄帝内经》就是论"气"

的大作，通篇都是在讲"气"。后来中医学分出很多流派，同时受到西医学的影响，"气"逐渐不被强调，而重点转为治什么病、用什么方、用什么药，一些中医也走上了"头痛医头、脚痛医脚"、专科专病的路。

在针灸领域里，"气"是我们的方向盘，是总纲领、总原则，而且始终不能离开这个总纲，必须牢牢把握住这个总纲。手针不是用来止痛的、消炎的，是调节气机的。我们击骨升阳，就是要让身体内潜在的"气"发动起来参与"大气"的运行。我们贴骨滑行就是利用骨膜传导的原理，让气沿着骨膜传导开来。

深入研究传统中医学，会发现"气"有大气和小气之分，有宏观和微观之分。藏在各个脏腑的气，甚至四肢百骸的气，是局部的气，包括刚才讲的脾胃之气、肝胆之气、心气、肺气，都是局部的气、微观的气，可以称之为"小气"。除了这些气，人体里还有一种"大气"，就是整体的气、宏观的气、统领全身的统帅之气。例如，任督二脉之气、十二经络之气、全身的阴阳之气，都属于大气、宏观的气。所以，手针口诀中有一句"局部整体巧搭配"，就是要求调动各个器官脏腑的局部之气，参与到全身的大气运行中来，参加整体的大循环。全身的气血运行开来，人的精神振奋，藏在局部的病气就被赶跑，身体的病就能治愈。这就是我们关于生命和疾病的认识，是陈氏手针关于"气"的观念。

有人要问，那西医学的分子生物学、细胞生物学，讲的是各种元素量的改变使人体生病，而中医学是讲气机的正邪盛衰改变使人生病，到底哪个是真理呢？西医学是从微观的角度研究人体，而中医学是从宏观角度去进行研究。

随着时代的发展，西医学的观念已经发生了改变。1976年，美国著名医学家恩格尔就提出"需要新的医学模式"，这也是他论文的题目。他说："过去那种以生物学变量来评价人类健康的思维方式已经过时。人不是一个纯生物的有机体，而是有着各种心理活动和社会联系的人。所以要用新的医学模式——'生物—心理—社会医学模式'来解释人类健康和疾病现象。"联合国《世界卫生组织宪章》中评价健康的12项标准，其中有5～6项涉及心理健康和社会适应方面的健康指标。西医学已经认识到自身的不足，正在从微观向宏观转变。不仅是医学，西方的很多科学家在20世纪80年代提出了各种各样的学说，如系统论、耗散结构论、熵的理论。其中一个代表人物叫坎农，他提出了稳态平衡学说，指出人体是一个自我平衡的内稳态系统，人体自身有一种机制可以将各种力量的消长变化调整到一个内稳态。当这个内稳态发生偏离和变化的时候，人体就会生病。这个学说一经提出，我国西安医科大学校长石大璞、李恩昌两位教授就将其带回中国，发表文章提出"人体是一个有序的内稳态自我平衡系统"。

这个内稳态自我平衡系统恰好与中医学的阴阳平衡理论高度一致。《黄帝内经》说："阴平阳秘、精神乃治"，也就是要求人的气血阴阳达到一种平衡状态。所以，中西医最终都要在这个整体论的基点上统一起来。古代先贤非常有智慧，早在三千年前就用整体论的学说来解释人体生命和疾病现象。针灸包括手针等所有的理论体系和指导思想都是在阴阳平衡的指导下升华出来的。所以，我们学习手针一定要站在宏观的角度，站在整体论的角度，用气机学说来解释疾病和健康，解释一切生命现象。当观点转变到气机上来，学习使用手针就简单了。《黄帝内经》言"针刺之道，在于调气"，这是针道的第一要义。

第二要义藏在伦理学和医德楼里，叫作"潜能"：就是如何"把患者的能量调动起来"。

上面讨论过"气"，气在患者身上，有阳气、有阴气，有正气、有邪气，有健康的气，有疾病的气。既然病气生在患者的身上，必须调动起患者自身的力量才能把它消灭。举一个战争的例子，1951年，以美国为首的17个国家集结111万精锐军队来到了朝鲜，企图占领朝鲜。金日成请求毛泽东派兵援助。于是，中国的120万志愿军雄赳赳气昂昂跨过鸭绿江，帮助朝鲜打击侵略者。我们叫志愿军，朝鲜人民军是友军，我们是帮助朝鲜人民军或者说协助朝鲜人民军与侵略者作战。战争不仅是战场上的搏斗和厮杀，还必须有大量的粮草供应、后勤保障，需要前线后方的配合。正是靠后方源源不断地提供物资，保障朝鲜人民军和中国志愿军协力奋战，最终才把侵略者赶出了"三八线"。如果没有朝鲜人民军的参与，没有朝鲜人民的参与，这仗肯定是打不赢的，而且我们志愿军也会受到巨大的创伤。

在这里，我们用了一个"请"字，是金日成"请"毛泽东派兵到朝鲜协同作战。一个"请"字点明了主体与客体的关系。古有"医不叩门"之说。患者主动找医生看病叫"请医生"，是自愿的。为什么要用一个"请"字，这里有着很深的奥义。如果金日成不请毛泽东，我们派120万大军浩浩荡荡开到朝鲜，那我们不也成了侵略者吗？一个"请"字改变了性质。在针灸治疗上，道理是一样的。敌人是在"别人"的国土上，战胜敌人的基础力量也是在"别人"的国土上，医生是一个外来者，是一个外作用力。外因要通过内因而起作用。如果没有内因的作用，这个外因性质就变了，变成强加于人或反客为主，就是这样一种辩证关系。

医生是否能让患者主动请求出征，帮助他"消灭敌人"，这是行医过程中最值得思考的问题。现代的医生往往紧盯着疾病，盯着细菌和病毒，却很少关注生病的那个人，忽略了患者体内蕴藏着巨大的潜能，更不用说调动患者的能动性了。

我认为，一个医生的最高境界就是发掘患者的潜能，调动起患者的积极性。具有这种技能的人才是高手。怎样来调动患者的积极性？怎样来挖掘患者的潜能呢？

这个要义处于道德和医德层面。医生这个职业有着最严格、最完备的职业规范。古到西方医圣的《希波克拉底誓词》、唐代孙思邈的《大医精诚》，到近代《胡弗兰德氏箴言》，现代中国的《医德规范》。已经非常完备地规范了医生的道德标准和行为规范。这是每个医生的必修课，是必须遵循的职业准则。行医治病，高明的医生不是去征服疾病，而要先征服患者，设法让患者主动来请你为他治病，设法让患者主动参战，协同你一起与疾病做斗争。

若想调动患者的积极性，就要靠医德修养。医生的修养是需要长期积累的。那么，如何让患者信任你、相信你，就要靠有效的沟通。沟通是艺术，沟通是技巧，但必须是在道德层面展开。不是去编造故事，夸大其词也不是靠巧舌如簧，妙语连珠来欺骗患者，而是靠踏踏实实的临床经验，深厚的理论功底，认真地研究病情、分析病情。从医理上，不管是西医或者中医，能对患者病情的发生、发展、预后及现在的临床表现分析得有根有据，结合整体情况做出诊断，拿出方案，而且把治疗思路和盘地讲给患者，让患者认同和接受治疗方案，取得患者的信任，而且自始至终愿意积极的配合，这才是我们的功法、心法和针道。所以，这不仅是技巧，更是德行。这要靠自身的修养，靠功底来影响患者。你能把患者的能量充分挖掘出来，把患者的潜能充分调动起来，把患者的能量全部组织起来，心悦诚服地配合医生，你的第一步已经成功。这就是诚信的力量，在诚信建立的过程中，治疗就已经开始了，通过医患沟通搭建起治疗的桥梁，身体的能量已经启动，开始在调整气机回到正常的轨道。

我亲身经历过这样一个病例。患者双膝关节疼痛，行走困难。十几年的老患者到处求医问药疗效不佳。他来到我这里，只是看到开着门就随便进来看看，对我一无所知。经过仔细检查，我判断他的问题在腰上，腰、腿同治效果才好。不仅找到他的"病根"，还应该从"肝主筋、肾主骨、脾主肌肉"的中医学角度分析他的气血运行情况。我把分析诊断和治疗方案详细地说给患者，他听后只说了一句："相信你，治吧！"他很高兴，对我寄予了很大的希望。治疗的协议达成，治疗即开始。患者见我从针包里一次次取针很慢，就主动要求给我递针，他从针包里取出一支针递给我，我接过这针立即刺到他身上，如此不断重复。他的老伴在旁边看着直乐，说："自己拿了针让别人往你身上扎，从来没见过这么傻的人。"我们三个人都开心地笑了，在场的患者也都笑了。这一来一往的过程看似简单，实际包含着医患双方的默契。实践证明，这个患者的疗效出奇的快，出奇的好。所以患者相信并且积极配合，疗效自然就来了。

如果患者没有表态，就不要急于动手。扁鹊的"六不治"中就有一条"不信者不治"。我们过去往往错误或肤浅地理解"你不相信我，我不给你治"是情绪化的反应，但其实是一种治疗准则，是治疗的最高境界。所谓"不信者不治"，患者不相信医生，心门打不开，不积极配合，医生再努力，也不会有效果。这就是要讲的第二要义：充分调动患者的积极性，把患者的潜能发挥出来，积极配合医生的治疗。

针道的第一要义是要确立起"气"的观念，以"气"为统帅，指导针刺治疗。第二要义是调动患者的积极性，开发患者的潜能，赢得患者的信任和配合，参与到治疗的过程中。下面要讲的第三要义它是藏在心理学楼里，叫作"意念"，具体说就是"医生要学会运用意念力"。

"意念"伴随人类亿万年，它不离左右，但又无影无踪。从古到今，不管东方还是西方，人们尝试各种办法试图来说明它、解释它，也没能阐释清楚。后来人们改变方向，就像研究"风"一样，虽然捉不到、捕不到，但可以通过观察风向标，用风的力量来证明它的存在。

有人说"意念"是一种能量，那么我们就来证明这种能量的存在。佛教称其为"念力"，道家称之为"灵力"，《黄帝内经》给它起名叫"神力"（精气神的神力），弗洛伊德定义为"潜力"（潜能、潜意识力），我国的心理学家朱建军又称其"心理能力""人格能力"。日本一位获得诺贝尔奖的科学家描绘它是一种"伟大之物"。集现代企业家、宗教家、慈善家、哲学家于一身的京瓷株式会社创始人、日航董事长稻盛和夫称之为"宇宙意志""意识功能"，而导引大师干脆给它起个名字叫"功力"。以上所有，都是来描述这个"力"。通过这个"力"来说明意念的存在。

这种意念力用在针刺疗伤就是《黄帝内经》所讲的"神力"。《灵枢·本神》的"凡刺之真必先本于神"，《灵枢·官能》的"用针之要，勿忘其神"，都是在强调用这种神力来治病。现在不管东西方，人们越来越重视这种意念力。国外有门科学叫"心物辩证法"，它的医学已进入四维空间，即四维医学，也是在研究意念力的存在。据研究发现，人脑是由两个有不同功能，而几乎是各自独立的部分组成，医学上称之为左半球和右半球。人的一生绝大部分时间只是在使用左脑，而右脑一直处于沉默的状态。专家怀疑，人的第六感观以及意念传感都与右脑有关。普林顿斯大学的朱利安·胆恩士博士认为，古代人过的是右脑为主的生活，后来经过不断进化，人类变成了左脑人，而右脑的功能逐渐减退。现在推测，在一定条件下人类有望同时拥有现代人和古代人的能力，原本沉睡的松果体功能也会被重新开发利用。

万物皆有场，一切都有场，每个人都有场，这个场就是一种震动波，这个场是有能量的，宇宙的能量可以与人体共振，人与人也可以达到同频共振。人的意念力就是一种场，是一种能量，它具有惊人的能量。我们要尝试发掘和调动这种意念力。

想达到这一境界，首先要保证外在环境和内在环境的笃定清净，人处在一种安静、安定，甚至心如止水的状态下，即"定能生智""静能生慧""人静而后安，安而后能定，定而后慧"（《大学》）。当人达到宁静笃定的状态，意念自然到来。

孙思邈说："凡大医治病必当安心定志，无欲无求，先发大慈恻隐之心。"当你能专注到疾病、专注到针上时，能量就来了。《黄帝内经》说"恬淡虚无，真气从之"，心静达到虚无的状态，真气自来。第一，静下来，环境静下来，心静下来；第二，专注，专心致志，形神合一，手持针、心念针，用我们的意念力指挥手中的针，心与针合，针与神合，针随意走，意领气行，心、意、气三位一体。通过针把意念传递给患者，然后挖掘患者身体的潜能。如果在这个时候能让患者也专注到疾病本身，也同时把他的意念力引领至要达到的目标上，就能达到治形、治气、治神的第三层面，也就是治针的最高境界，那你就真的是神针了。其中奥义需在实践中慢慢体会。

致　谢

我的恩师李新吾教授说：陈氏手针极大地丰富了针灸的内涵，是中医外治的又一创举。然而，任何新理论的提出或新技术的诞生，都非一人之功。陈氏气道手针在创立过程中，一半"博采众长"，一半"自成一体"，是由多人共同参与、齐心协力的工程。

首先要感谢中国中医科学院举办培训班向基层推广了陈氏气道手针，中国中医科学院针灸医院的院长韩冰教授、副院长赵宏博士每次都莅临、串讲、指导。

然后要感谢北京知录医学院鲁颜萍院长，是她独具慧眼并鼎力宣传才使陈氏手针得以推而广之，影响逐渐扩大。还要感谢参加本书编写提供案例的黄毓仙、龙少仪、刘京建、姚镇平等学员，以及提供手模拍摄的孙国香院长、手针手模许雪梅女士、绘图的画家汪勇君女士、澳门画家赵天嵩大师。吾女陈海英、外孙女徐慧萌、张诗琪等参入、支持、帮助我的家人和朋友们也一并致谢。特别要提出感谢的是中国科学技术出版社，不辞浅卑，使得拙作得以付梓，得以光大。

一入中医之门，便像上了云山，白雾缭绕，使人昏昏昭昭。

愿这些医书能为诸君拨云见日……

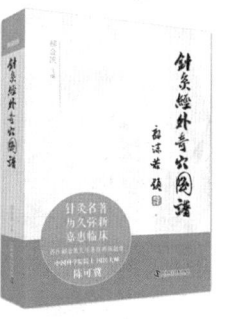

定价：182.00 元

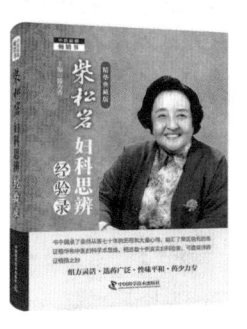

定价：49.80 元

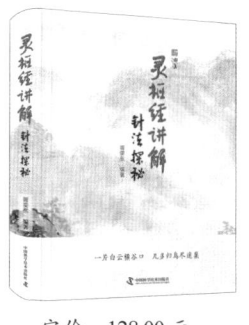

定价：128.00 元

一片白云横谷口　几多归鸟尽迷巢……

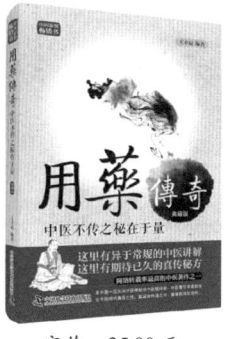

定价：35.00 元

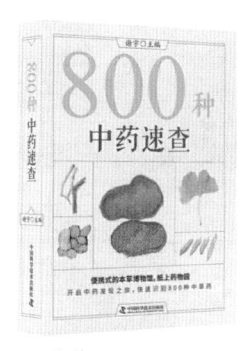

定价：35.00 元

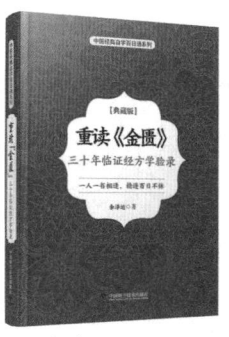

定价：48.50 元

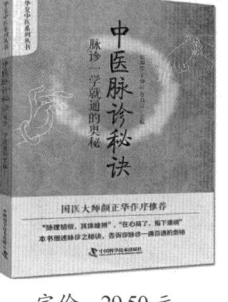

定价：29.50 元

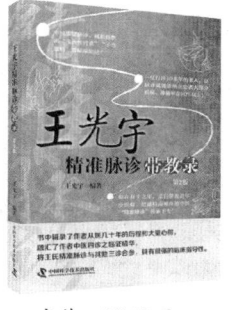

定价：29.50 元

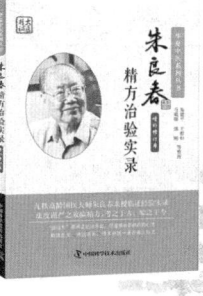

定价：35.00 元

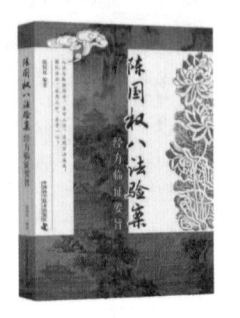

定价：35.00 元

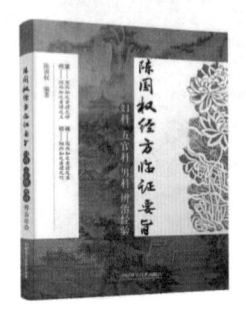

定价：38.00 元

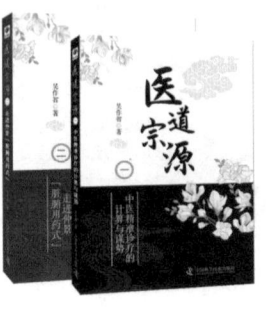

统一定价：35.00 元

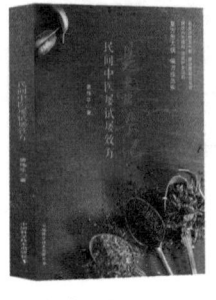

定价：35.00 元

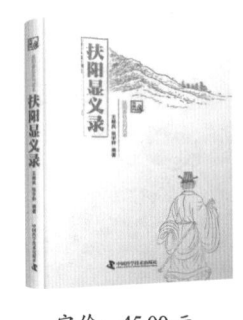

定价：45.00 元

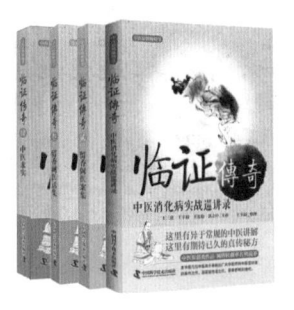

统一定价：35.00 元

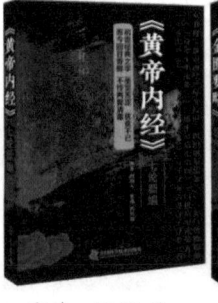

定价：39.80 元

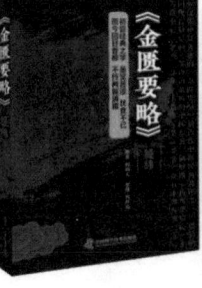

定价：39.80 元

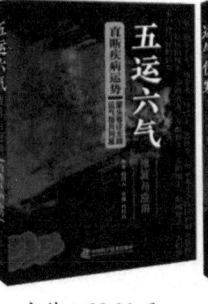

定价：39.80 元

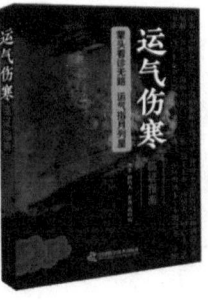

定价：39.80 元